야마
니야마

THE YAMAS & NIYAMAS: Exploring Yoga's Ethical Practice
by Deborah Adele

Korean translation copyright ⓒ 2021 by Chimmuk Books
Published by arrangement with On-Word Bound Books LLC
through Sibylle Books Literary Agency, Seoul.

이 책의 한국어 판 저작권은 시빌에이전시를 통해
미국 On-Word Bound Books LLC 사와 독점 계약한 침묵의 향기에 있습니다.
저작권법에 의해 한국 내에서 보호를 받는 저작물이므로
무단 전재 및 무단 복제를 금합니다.

YAMAS & NIYAMAS

평화로운 삶을 위한 요가의 길

야마
니야마

데보라 아델 지음
이문영 옮김

침묵의 향기

이 열 가지 지침이 내 삶에 생동하게 해 준
요기라즈 아찰라에게, 그리고
이 탐구를 통해 살아 있는 모든 존재가 이로워지기를 바라며
그 모든 존재에게 이 책을 바칩니다.

목차

내 사무실 책상 위에는 펜과 연필이 빽빽이 꽂힌, 내가 좋아하는 머그잔이 놓여 있다. 여러 해 전에 남동생이 준 이 컵을 보며 나는 여전히 매일 키득거린다. 컵에는 이렇게 쓰여 있다.

오늘 할 일 :
1. 군비 경쟁 중단하기
2. 치실 하기

머그잔 이야기를 꺼낸 이유는 이 이야기가 실용적인 요소와 함께 내 삶의 숭고한 이상을 계속 상기해 줄 뿐 아니라, '야마와 니야마'의 본질도 말해 주기 때문이다. '야마와 니야마'라는 10가지 지침은 인간이라는 존재에게 가능한 삶을 보여 주는 비전이자, 일상생활을 하면서 순간순간 능숙한 선택을 하도록 실질적인 안내를 제공한다.

우리는 누구나 잘 살기를 원한다. 현실을 직시하자. 결국 중요한 것은 우리가 얼마나 많이 소유하거나 성취했느냐가 아니다. 중요한 건, 일상적인 일이든 특별하고 놀라운 일이든 자기의 삶에 얼마나 잘 참여했느냐다. 밤에 머리를 베개에 베고 누웠을 때 우리는 그 답을 알 수 있다. 잠자리에 들 때 기쁨과 행복감이 느껴지는가? 아니면 분노나 괴로움, 무력감, 좌절감, 자책감, 불평불만을 느끼며 머리를 누이는가?

인간사는 복잡하기 그지없다. 우리는 무수히 많은 헷갈리는 선택과 모순 속에 산다. 다른 생명체들과 공생하는 우리 인간은 이러한 생명 공동체 안에서 개인적인 욕구를 처리해 가야 한다. 인간의 몸을 입고 살아가는 영적 존재인 우리는 무한한 꿈들의 가능성과 육체라는 제한된 현실 안에서 살아가야 한다. 요가의 이 지침들은 우유부단함과 혼란 속에 사는 우리가 더 나은 기술과 알아차림으로 살아가게 하며, 우리의 참된 모습으로, 상상을 넘어서는 더 풍부하고 충만한 삶으로 점점 더 깊이 들어가도록 안내하는 도움의 손길과도 같다.

이런 삶이 쉬워 보일지 모르지만 실은 그렇지 않다. 툭하면 사건, 사고가 터지는 호락호락하지 않은 인생, 끝도 없이 할 일이 밀려드는 일상, 너도나도 조언을 하고 잘못을 지적하는 삶에서 능숙한 선택의 기술을 어떻게 습득할 수 있을까? 다시는 절대 하지 않으리라고 다짐한 일을 그만두지 못하고 있을 때는 이 기술을 어떻게 습득할까? 자녀나 배우자에게 고함을 치고 나서 기분이 엉망이 될 때는? 장래성이 없고 보수도 적으면서 우리를 고갈시키는 직업에서 빠져나오지 못하고 있을 때는? 초콜릿을 마구 먹어대고 자기혐오와 자책감에 빠져 있을 때는 이 기술을 어떻게 습득할까?

자신의 태도와 생각, 행동을 선택하는 기술을 습득하는 일은 인간에게 가장 큰 모험일 수 있다. 영화 〈라스트 홀리데이〉에서 조지아 버드는 3주밖에 살지 못한다는 청천벽력 같은 소식을 듣는다. 그리고 꿈꾸던 삶을 실행에 옮기기로 결심한다. 좁은 인식의 한계에 갇혀 살던 소심한 여인에서 대담한 성격으로 돌변한 버드는 자신이 항상 원했던 삶을 살기 시작한다.

변화하기 위해서 꼭 시한부 인생을 선고받을 필요는 없다. 우리는 이 순간에도 과감하게 자기의 삶을 살아갈 선택권이 있으며, 요가의 10대 지침인 '야마와 니야마'는 우리가 추구하는 삶으로 도약하도록 도울 수 있다. 이 지침을 잘 따른다면 우리가 삶에서 자주 맞닥뜨리는 혼란과 힘든 사건들이 사라지기 시작한다.

삶을 능숙하게 살 수 있게 되면 기쁨이 찾아온다. 이는 일이 원하는 대로 잘 풀릴 때 찾아왔다가 금세 사라져 버리는 기쁨이 아니라 내면에서 솟아오르는 기쁨이다. 삶에 대한 통제력, 즉 삶에서 어떤 일이 벌어지든 준비되어 있다는 느낌에서 오는 기쁨이다. 아마 미리 생각을 굴릴 필요는 없을 것이다. 그저 잘 사는 인생 혹은 그렇지 않은 인생만 있을 뿐이다. 당신은 어느 쪽을 선택할 것인가?

1
야마와 니야마란?

야마와 니야마는 모든 요가 사상의 토대다. 요가는 요가 자세를 훨씬 넘어서는 정교한 체계이며, 문자 그대로 삶의 방식이다. 요가는 신체뿐만 아니라 생각까지 점점 알아차리도록 고안되었다. 야마와 니야마의 가르침은 자기의 경험을 이해하게 해 주는 동시에 다음 단계의 경험으로 인도하는 실용적이며 단계적인 방법론이다. 이 가르침은 우리가 지금 어디에 있고, 다음 이정표를 어떻게 찾는지 그 방법을 알려 주는 상세한 지도와 같다. 또한, 우리가 자기 삶의 주인이 되어 원하는 것을 이루도록 돕는다.

야마와 니야마는 지침, 신조, 윤리적 규율, 행동 수칙, 혹은 자제와 계율이라고 볼 수 있다. 나는 야마와 니야마가 보석 같다고 생각한다. 잘 사는 삶, 기쁜 삶으로 인도하는 희귀한 지혜의 보석이기 때문이다. 요가 철학에서 이 보석들(야마와 니야마)은 8개의 가지로 이루어진 길에서 첫 두 가지다.

* 8개의 가지로 이루어진 길, 즉 아쉬탕가 요가는 파탄잘리의 《요가 수트라》에

처음 다섯 가지 보석은 산스크리트 어로 야마(yama)라고 하며, '자제'라고 번역되는 이 단어에는 비폭력, 진실함, 훔치지 않음, 지나치지 않음, 무소유가 포함된다. 나머지 다섯 가지 보석은 니야마(niyama) 즉 '준수'라고 하며, 순수함, 만족, 자기 단련, 자기 탐구, 내맡김이 포함된다. 많은 윤리 지침은 우리에게 개념에 압도되거나 규율에 속박되는 느낌을 줄 수 있다. 요가의 지침들은 우리의 삶을 제한하지 않으며, 오히려 삶이 우리에게 점점 활짝 열리게 하고, 각 지침은 실용적이고 이해하기 쉬운 방식으로 서로 맞물려 있다.

비폭력 즉 아힘사는 첫 번째 보석이며, 다른 지침들의 토대가 되고, 다른 지침들은 비폭력의 의미를 구체적으로 보여 주며 비폭력이 더욱 온전해지게 한다. 비폭력은 자기를 희생하거나 부풀리는 것이 아니며, 타인 그리고 자신과 올바르게 관계하는 태도다. 이 지침은 우리가 타인이나 자신에게 해를 끼치지 않으면서 함께 어울려 살고, 물건을 나누며, 원하는 것을 하도록 안내한다.

진실함 즉 사티야는 두 번째 보석이며 비폭력과 짝을 이룬다.

서 따온 것이다. 온갖 종류의 요가에 담긴 진실이 궁금했던 파탄잘리는 《요가 수트라》라는 저서에 모든 요가의 기본 원리를 집대성했다. '봉합선(suture)'이라는 단어는 '수트라'에서 유래했다. 의료용 봉합실로 찢어진 신체를 꿰매듯이 이런 진실들이 우리의 삶을 하나로 엮는다고 생각해 보라. 《요가 수트라》는 고전 요가의 기본 텍스트다. 8개의 가지 중 나머지 6개의 가지는 아사나(자세), 프라나야마(호흡 조절), 프라티야하라(감각 철수), 다라나(집중), 디야나(명상), 사마디(삼매)다.

이 둘이 혼인하면 양립하는 것 같지 않은 두 지침 사이에 강력한 춤이 일어난다. 상대방에게 해를 끼치지 않고 진실을 말하기 시작할 때 우리는 이 말을 이해할 수 있다. 둘이 짝을 이룰 때, 진실함은 비폭력이 나약한 책임 회피가 되지 않게 하고, 비폭력은 진실함이 잔인한 무기가 되지 않게 한다. 둘이 완벽한 조화를 이루며 함께 춤을 추면 아름다운 광경이 펼쳐진다. 이들의 결합은 깊은 사랑이 완전히 표현되는 것과 같다. 그리고 어떤 이유로 이 둘 사이에 불화나 혼란이 일어나면, 진실함이 비폭력 앞에 무릎을 꿇는다. 무엇보다도, 해치지 마라.

홈치지 않음 즉 아스테야는 세 번째 보석이며, 시선을 외부로 돌려 만족을 추구하려는 우리의 시도와 성향을 알려 준다. 자기 자신과 자기 삶에 불만이 있을 때 우리는 이처럼 바깥을 바라본다. 자신의 것이 아닌 것을 훔치는 성향을 품은 채……. 우리는 지구의 것을 훔치고, 타인의 것을 훔치며, 자신의 것을 훔친다. 우리는 원하는 삶을 살 권리를 지닌 사람으로 성장할 기회를 자신에게서 훔친다.

지나치지 않음 즉 브라마차리야는 네 번째 보석이며, 그동안 많은 사람이 성욕의 억제로 해석했다. 이는 분명히 지나치지 않음에 대한 하나의 해석일 수 있지만, 브라마차리야는 원래 '신과 함께 걷기'라는 뜻이다. 신에 대한 우리의 믿음이 어떠하든, 이 지침에는 우리의 모든 행동에서 성스러움을 알아차리고, 우리를 성스러운 자리로 이끄는 매 순간에 주의를 기울이라는 뜻이 담겨 있다. 이런 성스러운 자리에 있을 때는 알맞은 경계가 생겨서, 무엇이든 지나치지 않고 충분함의 한계 안에서 살아가게 된다. 우리가 훔치지 않음을 실천하고 있다면, 지나치지 않음이라는 지침을 실천할 준비가 되어 있음을 저절로 알게 될 것이다.

무소유 즉 아파리그라하는 다섯 번째 보석이자 야마의 마지막 지침이며, 우리를 탐욕에서 해방한다. 무소유는 우리가 사람과 재물에 집착하면 그 무게에 짓눌려 삶이 무겁고 실망스러운 경험이 된다는 것을 일깨운다. 놓아 버림을 실천할 때 우리는 점점 더 자유로워지며 드넓고 신선한 삶을 즐기게 된다.

첫 다섯 가지 보석에 따라 잘 살기 시작했다면, 자유로운 시간이 늘어나고 삶에 숨 쉴 공간이 더 많아짐을 알게 될 것이다. 하루하루가 좀 더 가볍고 편안해지기 시작한다. 일이 더 즐거워지고, 인간관계가 좀 더 원만해진다. 자신을 조금 더 좋아하고, 발걸음이 가벼워진다. 우리에게 필요한 것은 생각보다 더 적음을 깨닫고, 더 재미있게 지낸다. 나머지 다섯 가지 보석인 니야마를 공부하기 시작하면서, 우리는 더 미묘한 영역으로, 안식일 같은 내면의 안식처로 들어간다.

순수함 즉 샤우차는 여섯 번째 보석이며, 우리의 몸과 태도,

행동을 깨끗이 하라는 초대장이다. 순수함은 행동을 깨끗이 해서, 우리가 추구하는 삶에 더 가까이 다가가라고 권한다. 또한, 우리가 이 순간 가장 중요한 것과 관계하는 방식을 깨끗이 하라고 권한다.

만족 즉 산토샤는 일곱 번째 보석인데, 만족은 우리가 추구하지 않아야 하는 것이다. 자신에게 만족감을 주기 위해 하는 모든 행동이 사실은 우리의 만족과 행복을 방해하기 때문이다. 만족은 지금 있는 것을 받아들이고 감사할 때만 발견될 수 있다. 우리가 '지금 있는 것'을 그냥 놓아두는 법을 더 많이 배울수록, 더 큰 만족감이 조용히 그리고 꾸준히 우리를 찾아올 것이다.

자기 단련 즉 타파스는 여덟 번째 보석이며, 이 말(타파스)은 원래 '열(熱)'을 뜻한다. 카타르시스 또는 고행으로 번역될 수도 있다. 자기 단련은 우리의 변화에 영향을 미치는 중요한 요소다. 변화를 통해 우리는 삶의 게임에서 영적으로 영향력 있는 사람이 된다. 이는 우리가 위대해지기 위해 준비하는 과정이다. 우리 모두 알다시피, 상황이 잘 돌아갈 때는 아주 쉽게 고매한 인격자가 될 수 있다. 하지만 삶이 우리에게 암울한 카드를 내밀 때는 어떠한가? 그러한 순간에 당신은 어떠한 사람이 되는가? 이 지침은 우리의 힘을 의도적으로 단련하라는 초대장이며, 우리에게 묻는다. "당신은 열을 신뢰할 수 있는가? 변화의 과정을 신뢰할 수 있는가?"

자기 탐구 즉 스와디야야는 아홉 번째 보석이며, 자신이 누구인지 알기 위해 탐구하는 것이고, 자신을 이끌고 자기 모습을 만들어 가는 것이 무엇인지를 공부하는 것이다. 이러한 것들이 말 그대로 우리가 살아가는 삶의 원인이기 때문이다. 자기 공부는 우리가 자신에 대해 하는 이야기를 자세히 살펴보고, 이런 이야기가 우리 삶의 현실을 창조한다는 것을 깨닫도록 권한다. 궁극적으로, 이 지침은 에고가 우리에게 부과한 거짓되고 제한하는 자기 인식을 놓아 버리고, 우리의 신성한 참된 자기의 진실을 알라고 초대한다.

내맡김 즉 이슈와라 프라니다나는 열 번째 보석이며, 우리가 어떻게 해야 할지를 삶이 우리보다 더 잘 안다는 것을 일깨운다. 헌신과 신뢰, 적극적인 참여를 통해 우리는 매 순간을 열린 가슴으로 맞이할 수 있다. 내맡김은 물살을 거슬러 노를 젓지 말고, 물결을 타고 흘러가며, 그 과정을 즐기면서 경치를 감상하라고 초대한다.

이 책에서는 각 야마와 니야마를 하나의 장으로 나누어서 실용적인 예와 이야기를 적절히 섞어 각 지침의 원리와 철학을 설명한다. 각 장의 말미에는 복습을 위해 질문 목록을 덧붙였다. 일기를 써 보고, 또는 공부 모임을 만들어 더 열심히, 깊이 공부하고 자신을 탐구해 보기 바란다.

2
아힘사

내 마음에 폭풍이 휘몰아친다.
내 마음을 진정시키고
평화의 리본들을 내보낸다. 평화.

캐서린 라슨

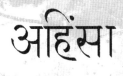

아힘사: 비폭력

영화 〈베스트 키드〉에서, 처음에 미야기 씨는 17살짜리 다니엘에게 주책맞고 악의 없는 작은 노인으로 비친다. 겸손하고 꾸밈없는 미야기 씨는 몇 시간 동안 앉아서 젓가락으로 파리를 잡으려하고, 분재 나무를 돌보며, 누가 도발해도 눈 하나 깜짝하지 않는 것 같다. 하지만 영화가 진행되면서 다니엘과 미야기 씨에게 위협이 가해지자 미야기 씨는 방어적인 행동을 개시한다. 다니엘은 자신보다 덩치가 크고 젊은 가라테 팀과 맞붙어 능숙한 솜씨로 싸우는 이 노인의 믿을 수 없는 능력을 목격한다. 이때부터 미야기 씨는 숙련된 방어 기술과 진정한 우정, 삶의 기술을 가르치는 다니엘의 멘토가 된다.

비폭력은 미야기 씨에 대한 다니엘의 첫인상처럼 다가올 수 있다. 우리에게 비폭력은 너무 소극적이고 하찮아 보일 수 있어서, 그 존재와 미묘한 힘이 쉽게 간과될 수 있는 것이다. 하지만 동양 사상에서 비폭력은 매우 중요하며 모든 요가 철학과 수행의 핵심이자 기초다. 요가의 달인들은 비폭력에 기반해 살고 행동하지 않는다면 우리가 시도하는 모든 것이 위태로워질 것이라고 말한다. 우리의 모든 성취와 성공, 희망과 기쁨이 비폭력의 토대 위에 서 있지 않다면 기초가 잘못된 것이다.

동양 사상에서 비폭력은 매우 중요하며 모든 요가 철학과 수행의 핵심이자 기초다.

생명을 뺏고 상해를 입히는 일은 쉽게 알아볼 수 있는 큰 폭력의 형태다. 하지만 비폭력은 미묘한 면이 많다. 조급함이나 두려움, 무력감을 느끼거나 균형이 깨져 있거나 자신에게 가혹할 때는 거친 말이나 폭력적인 행동이 튀어나올 수 있다. 이러한 미묘한 차이를 점점 알게 되면서 우리는 타인을 비폭력으로 대하는 능력이 자신을 비폭력으로 대하는 능력과 직결됨을 깨닫는다. 우리의 내적 강인함과 품성은 가정과 세상에서 평화로운 사람이 될 능력을 결정한다.

영화 〈베스트 키드〉에서 다니엘은 가라테를 학교에서 배우지 않았다. 그는 왁스로 자동차에 광을 내고, 사포로 나무를 문지르고, 울타리를 칠하는 등 허드렛일을 하면서 가라테의 기술을 익혔다. 마찬가지로, 우리도 일상생활 중에 만나는 어려운 일을 헤쳐 나가고 폭력성을 부추기는 것들을 다루면서 비폭력의 능력을 키울 수 있다. 원래 '해치지 마라'는 뜻의 아힘사, 즉 비폭력은 우리의 가장 훌륭한 최선의 자아를 이끌어 낸다. 비폭력의 능력은 용기, 균형, 자기 사랑, 타인에 대한 연민의 실천에 달려 있다.

용기 찾기

우리 주위에는 두려움이 가득하다. 외면하는 비겁한 얼굴과 폭력적인 공격, 보호를 위한 장벽들, 많은 소유물, 수많은 불친절한 말과 몸짓에 두려움이 덕지덕지 묻어 있다. 풍족한 세계에서 축재자들은 헐벗은 타인들을 외면한 채 자기 몫을 더 챙긴다. 재물을 장악하고 권력을 유지하기 위해 전쟁을 벌인다. 세계 곳곳에서 아이들의 순진무구함이 학대와 공포로 파괴된다. 자세히 들여다보면 이 모든 탐욕과 통제, 불안감의 근원을 찾을 수 있다. 바로 두려움이다. 두려움이 폭력을 일으킨다.

이런 두려움을 해결하려면 우리를 살아 있게 하는 두려움과, 참된 삶을 살지 못하게 가로막는 두려움의 차이를 알아야 한다. 첫 번째 두려움은 본능적이며 생존을 위해 우리가 타고난 것이다. 두 번째 두려움은 낯선 것에 대한 두려움이다. 이 두려움이 우리의 상상 속에만 존재한다는 것을 깨닫게 되면, 낯선 것은 풍부한 탐험의 기회를 주는 곳이 될 수 있다. 우리의 감정을 뒤흔들고 우리를 미래에 일어날지 모르는 일의 볼모로 잡고 있는 것은 우리의 마음이다.

상상 속에만 존재하는 공포의 예로 스카이다이빙이 있다. 내 경우에는, 높은 고도의 비행기에서 뛰어내린 뒤 적시에 공중에서 낙하산을 펼쳐야 한다는 것을 생각하면, 등줄기가 오싹하고 간담이 서늘해진다. 이 모든 신체 반응이 이 순간에 일어나지만, 나는 이 상황을 실제 경험한 적이 한 번도 없다. 내가 이 두려움 속으로 들어가려면, 먼저 스릴 넘치고 재미있어 보이는 다른 상황, 즉 하늘에서 뛰어내릴 때 내가 능숙하고 침착하다는 시나리오를 상상해야 할 것이다. 그리고 내가 정말로 용기를 낸다면 스카이다이빙을 하러 갈 것이다.

그동안 피했던 사람과 경험에 다가가려 해 보면, 자신과 삶에 관해 새로운 것을 배울 기회가 많아진다. 적이라 여긴 사람과의 관계에서도 배울 것이 많다. 이제까지 피했던 사람들을 직면하면 새로운 방식으로 생각하게 되고, 자신의 부분들을 발견하게 된다. 사람과 경험에 대한 두려움 속으로 들어가면 자아감이 성장했음을 알게 될 것이다. 시야가 확장되어 세상이 갑자기 더 큰 장소로 보이고, 우리는 이곳을 더 능숙하게 누비고 다닌다. 이 새로운 곳들로 자신을 넓히면, 우리의 마음과 가슴이 점점 더 열리고 폭력을 가할 필요가 줄어든다. 따라서 폭력 없는 세상과 삶을 만들려면 무엇보다 자신의 용기를 찾아야 한다.

용기는 두려움이 없는 것이 아니라, 마비되지 않으면서 두려워할 수 있는 능력이다. 용기는 (작은 두려움이든, 많은 두려움이든, 당혹스러운 두려움이든, 정말로 크고 무서운 두려움이든) 두려움을 직면할 때 찾을 수 있다. 각자의 삶이 초대하는 충만함을 누리려면, 종종 두려움을 허용하며 직면해야 한다. 자신을 안전하게 보호하기만 하면, 어떻게 용기를 기를 수 있겠는가? 간디에게 비길 데 없는 힘이 있었던 이유 중 하나는 그가 삶을 피하지 않았기 때문이다. 삶이 너무 혼란스럽고 힘들 때도 그는 달아나지 않았다. 그는 자리를 지키며 그 순간에서 배웠으며, 그 과정을 겪으며 누구도 필적할 수 없는 숙련된 지도자가 되었고, 누구도 멈출 수 없는 세력이 되었다. 간디에게 두려움은 용기를 키우는 자극제가 되었다.

> 폭력 없는 세상과 삶을 만들려면 무엇보다 자신의 용기를 찾아야 한다.

균형 이루기

용기는 우리에게 최선의 자아, 균형 잡힌 자아를 요구한다. 할 일이 너무 많거나, 카페인과 설탕을 너무 많이 섭취했거나, 밤잠을 설친 탓에 다른 사람들에게 퉁명스럽게 대했던 때를 생각해 보라. 인체의 불균형이 거의 영락없이 폭력성을 불러오는 이유는 인체 내부에서 느끼는 '불편함(dis-ease)'이 바깥으로 표출할 방법을 찾기 때문이다. 균형은 우리의 내부를 조화롭게 하고, 내부의 조화는 조화로운 행동으로 자연스럽게 드러난다. 필 뉘른버거 박

사는 "균형의 깊은 조화는 나에게 가장 유용한 것이어서 나는 이를 치열하게 보호합니다."라며 균형의 중요성을 강조한다.

삶이 균형 잡히게 하는 것은 쉬운 일이 아니다. 우리는 가장 깊은 욕망의 충족을 약속하는 광고와 자극들에 늘 폭격당하며, 욕망에 굶주리고 가만히 있지 못하는 사람들이다. 우리가 균형을 이루기 위해 애써 노력하지 않는다면, 거짓 약속들에 쉽게 속아 넘어가면서, 숨 돌릴 틈도 없이 만남과 활동, 온갖 책무로 달력을 꽉 채워 넣을 것이다. 우리 문화에서는 용케 생긴 여유를 누리거나, 조금이라도 느리게 움직이거나, 호젓한 시간을 보내면 눈총을 면하기 힘들다. 우리는 시달리고 또 스스로 괴롭힌다. 조금만 의문을 품고 살펴본다면 우리의 달력이 우리 광기의 진실을 보여줄 것이다. 그런 광기의 영향으로 우리 자신과 주위 사람들에게 피할 수 없고 가늠할 수 없는 폭력이 가해진다.

몸과 마찬가지로 마음과 영혼도 소화하고 흡수할 시간이 필요하다. 몸과 마찬가지로 마음과 영혼도 휴식할 시간이 필요하다. 숨 쉴 공간을 허용하면 휴식이 생긴다. 더 많은 잡동사니가 아니라 더 많은 공간이 필요하다. 성찰할 공간, 일기를 쓸 공간, 조용히 있을 공간, 상상할 수 있는 공간, 우리 안의 생명력의 부름을 느낄 공간.

균형은 정해진 기준이 없으므로 특정한 방식으로 보이지 않으며, 계획하거나 예정할 수 있는 것이 아니다. 그보다 균형은 내면의 목소리의 안내와 지혜를 듣는 데서 온다. 균형은 우리 각자에게 다르게 보일 것이며, 한 사람에게도 때에 따라 다르게 보일 것이다. 자신과 조화를 이루려면 내면의 목소리에 조용히 귀를 기울여야 한다. 이 목소리는 강요하거나 약속하거나 많은 말을 퍼붓지 않는다. 내면의 지혜는 그저 우리가 생기 넘치고 건강하며 깊은 조화를 이루기 위해 무엇이 필요한지 알고 있을 뿐이다

내 아들들과 손주들은 리스크(Risk)라는 보드게임을 좋아한다. 이 게임에서는 모든 참가자가 전 세계 여러 나라에 전략적으로 배치한 자신의 군대로 세계를 정복하려고 노력한다. 전략과 전술이 중요한 게임으로 새벽까지 즐길 수도 있다. 내가 이 게임에 흥미를 느끼는 이유는 손주들이 게임을 하면서 균형에 관해 중요한 것을 배우기 때문이다. 손주 한 명이 이렇게 말했다. "어떤 사람의 군대가 전 세계에 배치되는 모습을 볼 때면 정말 흥미진진해요. 아빠는 항상 처음에 모든 군대를 네 모퉁이에 있는 네 나라에 배치해요. 아빠를 이기지 못할 거라고 생각하는 사람은 아무도 없죠. 하지만 게임을 하다 보면 군대를 여기저기 너무 얇게 분산시켜 배치한 사람이 제일 먼저 패하고 아빠가 항상 이겨요."

균형을 이룰 때 우리는 저절로 비폭력적인 삶을 살게 된다.

균형은 이와 같다. 자신을 여기저기 얇게 분산시키는 것이 좋아 보이지만, 결국은 제일 먼저 지게 된다. 몸과 마음, 영혼의 건강과 편안함은 강력한 자원이며, 자신의 균형을 유지할 때 우리는 더 능숙하고 편안하게 살아가면서 힘차고 당당히 걸을 수 있다. 내면이 조화로운 자리에서 삶을 만날 때 '승리'는 떼 놓은 당상이다. 균형을 이룰 때 우리는 저절로 비폭력적인 삶을 살게 된다.

무력감 다루기

균형 유지를 방해하는 가장 큰 장애물 중 하나는 무력감이다. 무력감은 좌절감과 분노 등 외적인 공격성으로 표출되기도 하고, 내면으로 침잠하여 우울과 자책으로 이어지기도 한다. 우리는 자신의 힘을 두려워하며 종종 무력감의 덫에 걸렸다고 느낀다. 여기서 무력감이란 달리 선택할 여지가 없다고 느끼는 때를 말한다. 달리 선택할 대안이 없고, 당면한 문제를 해결할 능력이 전혀 없다고 느끼는 것이다. 이럴 때는 자신이 우리에 갇히거나 덫에 걸린 동물처럼 느껴지기도 한다. 분노나 물러남, 좌절로 반응하든 혹은 체념으로 반응하든, 우리에게는 마음을 닫아걸 방법이 있다. 마치 어두운 터널을 지나는 기차 안에서 어둠과 불안밖에 볼 수 없듯이 말이다.

아힘사 즉 비폭력은 무력감을 받아들이는 대신에 무력하다는 느낌에 의문을 제기하게 한다. 무력감을 느낄 때 우리는 실제로 얼마나 많은 선택지가 있는지를 망각한다. 우리는 행동을 취하겠다는 선택을 할 수도 있고, 무력감에 관해 자신에게 들려주는 이야기를 바꾸겠다는 선택을 할 수도 있다. 무력감에 빠져 있는 대신, "이 상황을 돌파할 힘을 내려면 지금 당장 어떻게 해야 할까?"라고 물을 수 있다. 또한 사랑의 마음, 온전한 마음으로 머물면서, 힘들었던 문제를 성공적으로 해결한 과거를 떠올리고, 그 느낌을 다시 찾으려고 노력하면서 다시 힘을 낼 수도 있다.

나는 무력감에서 빠져나오는 세 가지 사고방식을 발견했다. 감사함을 실천하고, 지금 이 순간을 신뢰하며, 타인을 생각하는 것이다. 접근 방식을 바꾸자 어느덧 나는 무력감이라는 어두운 터널을 빠져나와 있었다. 갑자기 나는 빛 속에 있었고, 선택할 수 있는 것이 많음을 깨달았다. 예를 들어, 불편한 때와 장소에서 차가 고장 나면, 내가 지금 안전하며 휴대전화를 가지고 있다는 사실에 감사하기를 선택할 수 있고, 차를 견인하고 수리해 주는 많은 지원 체계 중 하나를 선택할 수 있으며, 나아가 이 모든 상황을 모험의 기회로—

> 균형 유지를 방해하는 가장 큰 장애물 중 하나는 무력감이다. 비폭력은 무력감을 받아들이는 대신에 무력하다는 느낌에 의문을 제기하게 한다.

즉, 몇 년 만에 버스를 타거나 오랜 친구에게 전화를 걸어 차를 얻어 타는 모험을 할 기회로—삼을 수도 있고, 사실은 모든 것이 괜찮음을 신뢰할 기회로 삼을 수도 있다.

우리는 어린 시절에 겪은 일에 관한 이야기 때문에 무력감을 느끼는 경우가 많다. 아마 우리 삶의 한때는 그 이야기가 진실이었겠지만, 이제 더는 진실이 아닐 것이다. 나는 옛이야기를 아직도 진실이라고 믿는 탓에 무력감을 느끼는 사람들과 상담을 많이 한다. 우리가 느끼는 무력감은 모두 과거의 상황에 관해 지금 자신에게 들려주는 이야기에서 원인을 찾을 수 있다고 나는 믿게 되었다. 우리는 누구나 과거의 상황에 관해 다른 이야기를 들려주고, 성장하여 새롭고 참신한 방식으로 자기 삶을 책임지는 쪽을 선택할 수 있다.

무력감을 느끼는 상황은 삶의 기술을 향상할 기회가 될 수도 있다. 나는 주로 기술과 기계 때문에 무력감을 느낀다. 기계가 고장 났을 때 내가 느끼는 무력감은 폭력적인 분통으로 표출될 수도 있고, 새로운 것을 배울 기회가 될 수도 있다. 나는 요기라즈 아찰라의 말을 자주 곱씹는다. "나는 무언가를 잘하지 못할 때 호기심을 느끼며 흥분합니다." 이러한 태도를 지닌다면 무력감은 폭력적으로 변할 기회가 아닌 유능해질 기회가 된다.

균형과 용기를 유지할 능력은 자기를 어떻게 느끼느냐와 관련이 깊다. 다음의 두 이야기를 들으면 이해가 쉬울 것이다. 먼저, 히말라야 연구소의 영적 교사인 판디트 라즈마니 티구나이트가 들려준 그의 아들 이야기다. 그의 가족이 인도에서 막 돌아왔을 때 아들이 이상한 행동을 하기 시작했다. 부모나 놀이 친구들을 물고 꼬집었다. 라즈마니는 순했던 아들의 별난 행동에 당황스러웠지만, 이내 인도에서 아들에게 옮은 벌레가 아들의 몸을 물고 있다는 사실을 알게 되었다. 아들은 내부의 경험을 외부로 표출하고 있었던 것이다.

요가 강사이자 멘토인 앤 맥스웰은 세 살배기 아들 브룩스에게 갑자기 변비가 생겨 온 집안에 암운이 드리웠던 일을 얘기했다. 브룩스가 변비로 너무 힘들어하자, 아이의 배변 여부가 그날의 집안 분위기를 좌우할 정도로 온 가족이 영향을 받았다. 아이가 변을 보지 못한 날에는 세 살배기 아이가 답답해하는 괴로움을 보면서 가족 모두가 괴로워했다. 브룩스는 내부의 경험을 밖으로 표출하고 있었다.

우리는 자신을 대하듯이 타인을 대한다.

이 두 이야기에서 알 수 있듯이 우리는 자기를 대하듯이 타인을 대한다. 당신이 자기를 몰아붙인다면, 타인들도 당신의 채

찍질을 느낄 것이다. 당신이 자기에게 비판적이라면, 타인들 역시 그들에 대한 당신의 높은 기대감을 느낄 것이다. 당신이 편하고 자기에게 관대하다면, 타인들도 당신을 편하고 즐겁게 느낄 것이다. 당신이 자기 안에서 웃음과 기쁨을 발견한다면, 타인들은 당신과 함께 있을 때 치유될 것이다.

우리는 빨간색 페인트를 사서 벽을 칠할 때 파란색이 칠해질 거라고는 기대하지 않을 것이다. 그렇지만 자신에게는 너무 가혹하고 지나치게 요구하면서도 타인에게는 다정하게 대할 수 있을 것으로 기대할 수 있다. 그렇게 되지 않는다. 통에 든 페인트 색깔은 우리가 칠하는 페인트 색깔이 된다. 자신을 대하는 '색깔'이 타인을 대하는 '색깔'이다. 만약 우리가 자기를 안전하게 여기지 않는다면 타인들도 우리를 안전하게 여기지 않으며, 따라서 세상은 안전한 곳이 될 수 없다.

나는 콜로라도 주 볼더의 회사에서 3년간 컨설팅 업무를 했다. 일 자체는 무척 흥미롭고 보람도 있었지만, 눈코 뜰 새 없이 바쁘게 지내던 어느 날 문득 지난 3년간 내가 가장 좋아하는 호사 중 하나인 뜨거운 거품 목욕을 한 번도 하지 못했다는 사실을 깨달았다. 마침내 숨을 돌리고 스스로 만든 정신없는 일상을 돌이켜본 결과, 손주들과 놀지도 않았고 친구들과 연락하지도 않았으며, 내가 주변 사람들에게 까다로운 사람이 되어 있다는 것도 깨달았다. 그들은 나의 까칠함을 느끼고 있었다. 다그침과 과로, 수면 부족이라는 나의 폭력적인 내면세계가 내 모든 인간관계에 스며들었다. 내가 일을 그만두고 삶의 여유와 즐거움을 되찾자 모든 관계가 한층 즐겁고 편해졌다.

이러한 큰 변화를 겪기 시작하면서 나는 나 자신과 사랑에 빠지는 실험을 했다. 실험이라고 표현하는 이유는, 이것이 나뿐만 아니라 다른 사람들에게 어떤 영향을 미칠까 궁금했기 때문이다. 사랑에 빠지는 것은 참으로 기쁜 일이다. 사랑에 빠진 사람은 상대방에게서 아무 문제도 보지 못한다. 상대방은 언제나 아름답고 함께 있으면 기쁘다. 그래서 언제나 그 사람과 함께 있고 싶어진다. 사랑에 빠지면 기대와 판단이라는 폭력이 끼어들 여지가 없다. 사랑에 빠지면 즐거움과 기쁨, 자연스러움을 거저 얻게 된다. 주위 사람들 모두 그 사랑을 느낀다. 사랑은 모든 장애물을 저절로 불살라 버린다. 내 실험이 성공했을까? 완전하지는 않지만, 나를 아는 사람들은 나와 함께 있을 때 편하고 즐겁다고 한다.

우리는 타인에 대해 사랑 가득한 마음과 순수한 사랑의 의도를 가질 수 있다. 하지만 진실로 우리는 자기를 대하는 방식대로 타인에 대한 사랑을 표현할 것이다. 사랑은 비폭력의 핵심에 있으며, 자기에 대한 사랑으로 시작된다. 이는 자기중심적인 사랑이 아니라 너그럽고 다정한 사랑이며, 불완전함에서 유머를 보고 인간의 모습을 온전히 받아들이는 사랑이다. 자신의 모든 부분을 껴안는 사랑을 발견할 때만 우리 안에서 샘솟는 타인에 대한 사랑을 충분히 표현할 수 있다. 자기의 모든 부분을 껴안는 사랑을 발견한다는 것은 자기를 용서해야 한다는 의미다. 용서하지 못한다면 우리는 가슴속에 무거운 짐처럼 죄책감을 짊어진다. 죄책감은 자신과 타인에 대한 사랑을 볼모 삼아 인간 경험에 대한 편향된 시각을 갖게 한다.

이는 아무리 말해도 지나치지 않다. 자기의 모든 부분을 사랑하고 받아들이지 못할 때, 우리는 자잘한 폭력 행동을 일으키고, 이런 행동은 잔물결이 점점 크게 번지듯이 타인들에게 크고 오래가는 영향을 미친다. 나는 많은 사람의 개인적인 감정을 들을 수 있는 특권을 누리고 있는데, 그들의 말 중 얼마나 많은 부분이 자기의 결함과 자기혐오로 채워지며 자신을 '고치려' 하는지를 보면서 계속 놀란다. 자기를 사랑하는 대신 바꾸려고 한다면 빠져나올 수 없는 악순환의 덫에 갇히게 된다. 사람들에게서 실패를 고백하는 말을 듣노라면 큰 간격이 느껴진다. 그런 말을 들을 때도 나는 내 앞에서 아름답고 독특하게 자신을 표현하는 한 인간을 보면서 감동하기 때문이다. 그리고 나는 속으로 그 자신이 사실은 얼마나 아름다운 존재인지를 언젠가 알게 되기를 기도한다.

용기와 사랑은 깊이 연결되어 있다. "사랑이 내 삶의 주인이 되었을 때 나의 두려움은 사라졌습니다." 스와미 라마의 이 말은 "완전한 사랑은 두려움을 몰아낸다."라는 예수의 말을 떠올리게 한다. 두려움은 해를 입히고 폭력을 일으키지만, 사랑은 넓어지게 하고 비폭력을 가져오며, 우리가 추구하는 진정한 안전을 제공한다. 비폭력은 사랑과 엮이고, 타인에 대한 사랑은 자기에 대한 사랑과 엮인다. 그러므로 이 둘은 분리될 수 없다.

타인에 대한 폭력

자기 자신을 사랑할 수 없다면, 우리는 바깥을 바라보며 다른 사람들에게 관심을 두기 쉽다. 자신의 실패감과 두려움은 타인에 대한 강렬한 관심 밑에 숨겨 버린 채⋯⋯. 이는 "내 인생은 엉망이야. 내가 당신의 인생을 고치면 내 기분이 나아질 거야."라고 속으로 말하는 것과 같다. 자기 자신에게 정직하지 않다면, 우리는 심지어 하루 동안 타인을 위해 한 놀라운 일들에 자부심을 느끼며 잠자리에 들 수도 있다. 어렵사리 해낸 자기희생이 거룩하게 느껴질 수도 있다. 사실 우리는 다른 이들에게 어떻게 살라고 훈계함으로써 자기의 실패감을 숨긴다. 자기의 삶을 용기 있게 깊이 들여다보려 하지 않는다면 우리는, 미처 알아차리지도 못하는 사이에, 타인을 실제로 돕는다고 생각하면서 수많은 교묘한 방법으로 그들을 쉽게 침해할 수 있다.

타인에게 무엇이 더 좋은지를 안다고 생각하는 것은 폭력을 행하는 교묘한 방법이 된다. 우리는 타인을 '돕는다'고 여기지만, 실은 그들의 자주권을 줄이고 있다. 비폭력은 타인에게 스스로 답을 찾을 능력이 있음을 신뢰하라고 우리에게 요청한다. 타인의 능력을 신뢰하고 그들을 가엾게 여기지 말라고 요청한다. 비폭력은 타인의 여정을 신뢰하고 그들이, 우리가 기대하는 최고의 모습이 아니라, 그들 자신의 최고의 모습이 되도록 사랑하고 지원해 달라고 요청한다. 비폭력은 우리 자신을, 자기의 경험을, 타인을, 타인의 경험을 더는 통제하지 말라고 요청한다. 타인에게 우리의 필요를 요구하지 말자. 타인들이 그 자신으로 존재하도록, 우리를 마음대로 보고 판단하도록 내버려 두자.

우리가 타인에게 무엇이 가장 좋은지 안다고 생각하면서 저지르는 폭력을 분명히 보여 주는 인도의 이야기가 있다. 길을 가던 사람이 보니 나무 위에 원숭이와 물고기가 있었다. 원숭이가 물고기에게 말했다. "내가 물에 빠진 너를 구해 내서 죽지 않았잖아!" 원숭이는 물고기를 구해 준다고 여기며 나무 위로 데려왔지만, 그곳은 물고기가 살 수도 없고 성장할 수도 없는 곳이었다. 우리는 사람들을 구할 수도 없고 고칠 수도 없다. 그저 본보기가 될 수 있을 뿐이다.

남편은 내게 이처럼 좋은 의도로 '도움'을 주었다. 남편은 나를 사랑하는 마음에서, 내가 무거운 짐을 들고 있을 때마다 대신 들어 주기 시작했다. 처음에는 남편의 다정한 행동이 고마웠지만, 시간이 흐르면서 내 팔의 힘이 약해지는 걸 느끼기 시작했다. 가끔 들던 무거운 짐을 전혀 들지 않으니 팔 근육이 점점 빠지고 있었다!

자기의 삶을 용기 있게 깊이 들여다보려 하지 않는다면 우리는, 미처 알아차리지도 못하는 사이에, 타인을 실제로 돕는다고 생각하면서 수많은 교묘한 방법으로 그들을 쉽게 침해할 수 있다.

어려운 과제를 다룰 때 우리는 역량과 자존감, 성취감을 느낀다. 우리가 누구를 구하거나 고치려 한다면, 그들이 그 상황에서 배워야 할 것을 배우지 못하게 방해하게 된다. 앞의 원숭이 이야기처럼, 우리가 누군가를 도전 과제나 고통에서 끄집어 내려 한다면, 풍부한 학습 경험을 제공하는 환경에서 그들을 데리고 나오는 셈이다. 어떤 면에서 우리는 그들이 점점 더 강해지고 유능해지며 자비로워질 힘을 차단하는 것이다.

아끼는 사람을 고통과 고난 속에 그대로 두는 일은 고문처럼 느껴질 수 있다. 우리는 대개 가만히 있지 못한다. 그들이 아프면 우리는 그들을 낫게 해 주고 싶고, 그들이 결정을 내려야 할 때는 어찌어찌하라고 말해 주고 싶다. 그러나 우리가 해 주어야 하는 진정으로 가치 있는 일은 그들이 있는 그 자리에 함께 있어 주는 것이다. 우리는 고통을 신뢰하고, 도전을 신뢰하며, 실수를 신뢰할 필요가 있다. 우리가 피해 도망치지만 않으면 그것들은 우리를 단련시킨다.

1970년대 여성주의 작가인 넬 모튼은 '서로의 존재를 듣는' 힘에 관해 웅변적으로 말했다. 레이첼 나오미 레멘은 말한다. "경청은 타인의 내면에 존재하는, 집 잃은 부분을 위해 안식처를 만들어 준다." 타인에게는 고치거나 구원할 것이 없다. 경청이라는 선물이 있을 뿐이다. 사람들에게는 '자기의 말을 들을' 수 있는 안전한 장소가 필요하다. 원숭이와 물고기 이야기로 돌아가자면, 결국 우리가 할 일은 도움이 필요한 사람을 나무 위로 데려오는 것이 아니라 그들과 함께 물에 들어가는 것이다.

남을 걱정하는 것은 보살핌을 가장한 폭력의 또 다른 방식이다. 걱정은 상대방을 신뢰하지 않는 것이며, 사랑과 동시에 존재할 수 없다. 우리는 상대방이 최선을 다한다고 믿거나 믿지 않는다. 둘 중 하나다. 걱정이란 "나는 당신이 인생을 제대로 살고 있다고 여기지 않아요."라고 말하는 것과 같다. 걱정은 상대방의 삶에 어떤 일이 일어나야 하는지를 내가 더 잘 안다는 오만함에서 비롯된다. 걱정은 "나는 당신의 인생 행로를, 당신의 해결책을, 당신의 때를 신뢰하지 않아요."라고 말하는 것과 같다. 걱정은 아직 다 자라지 않은 두려움이며, 상상력의 오용이다. 다른 사람들을 걱정할 때 우리는 그들을 평가 절하하고 모욕한다.

나는 '도움'과 '지원'의 차이를 구분하고 싶다. 내가 보기에, 도움에는 내가 상대방보다 더 좋은 결정을 하고 난관을 더 잘 헤쳐 나갈 수 있다는 의미가 내포되어 있다. 도움은 내가 상대방보다 '위에' 있는 것이다. 반면에 지원은 상대방과 동등한 능력으로 동등한 경기장에서 만나는 것이며, 해답을 주기보다는 존중하고 존경하면서 함께 앉을 수 있는 것이다. 미네소타 주 미니애폴리스에 있는 폭력 피해 여성 지원 센터는 '걱정보다는 신뢰, 도움보다는 지원'이라는 개념을 구현한 훌륭한 좌우명을 내걸었다. "모든 여성에게는 자기만의 답이 있다. 모든 여성에게는 자기만의 때가 있다. 모든 여성에게는 자기만의 길이 있다."

이를 요약하면 다음과 같다. 나는 자녀와 친구, 연인이나 배우자, 나 자신에게 사랑으로 다가가는가, 걱정으로 다가가는가? 숨 쉴 공간이 더 많고 에너지를 더 효율적으로 사용하며 힘을 더 키울 수 있는 건 어느 쪽일까? 만약 우리가 걱정보다 사랑을 선택하고, 사랑하는 사람들을 이렇게 신뢰하고 믿는다면, 그들의 삶에 어떤 일이 일어날까? 자신의 모든 것을 진정으로 사랑하고 받아들일 수 있을 때, 우리 가슴에서 연민이 꽃 피어나 타인들을 다른 눈으로 보기 시작한다.

개인적인 세계를 부수고 나와, 두려움 없이 현실을 직시하는 온화한 눈을 키울 때 우리는 연민을 배운다. 매사를 깔끔히 정리할 수 있는 머릿속에서 살기를 멈추고, 매사가 그리 깔끔하지 않을 수 있는 몸에 기반을 둘 때 우리는 연민을 배운다. 자신과 다른 사람들을 바꾸려는 시도를 멈추고, 이해하지 못하는 것들을 받아들일 때 우리는 연민을 배운다. 그저 친절한 행동을 하고 타인의 삶을 자기의 삶만큼 중요하게 여길 때 우리는 연민을 배운다.

개인적인 세계를 부수고 나와, 두려움 없이 현실을 직시하는 온화한 눈을 키울 때 우리는 연민을 배운다.

가슴의 경계를 넓히기 시작하면 행동이 정말로 달라짐을 분명히 알 수 있다. 연민은 이 순간이 요구하는 것에 확실히 반응하는 것이다. 위대한 사람들은 이 진실을 몸소 실천했다. 그들은 연민과 역량을 갖추고 행동함으로써 참된 변화를 이끌어 낸다.

신약 성서에서 연민으로 번역된 그리스어 단어는 스플락니조마이(splagchnizomai)다. 이 단어는 원래 장(腸)이나 다른 인체 내부에 감정을 갖는다는 뜻이다. 우리는 연민이 가슴에 있다고 생각하는 경향이 있지만, 예수가 살던 시대에는 감정이 내장에 있다고 생각했다. 신약 성서의 저자들은 연민을 매우 본능적이고 고통스러운 내적 반응으로 여겼기 때문에 이 단어를 드물게 사용했다. 복음서 저자들은 다른 사람의 처지를 보고 가슴이 깊이 움직여, 고통받는 그 사람을 위해 즉시 행동하는 사람을 묘사할 때 이 단어를 사용했다. 그들은 연민을 슬픈 감정 이상의 것으로, 타인을 위해 위험을 무릅쓰고 즉시 행동하게 하는 강력한 내적 반응으로 이해했다.

내 친구가 여러 해 전에 겪은 일이다. 아파트 옆집에 사는 갓난아기 엄마가 갑자기 비명을 지르면서, 남편이 화장실 안에서 문을 잠그고 자살을 시도하고 있다고 소리쳤다. 내 친구는 911에 전화하여 구조를 요청한 뒤, 자신을 안전하게 지키기 위한 모든 규칙을 무시한 채 화장실 문을 박차고 들어가서 바닥에 누워 피를 철철 흘리는 남자를 안았고, 모든 응급조치를 하면서 구조대를 기다렸다.

연민이란 이런 것이다. 연민은 규칙과 안전의 경계를 뛰어넘어, 앞뒤 가리지 않고 달려들어 타인의 고통을 덜어 준다. 연민은 자기 자신과 행동 규칙을 망각한 채 타인의 울부짖음에 반응한다. 우리에겐 내 친구와 같은 용기와 깊은 연민이 아직 없을지 모르지만, 이제부터 만나는 사람들에게 친절하게 행동할 수는 있다.

남편이 열한 살 때 아버지가 교통사고로 세상을 떠났다. 일곱 명의 어린 자녀와 충격에 빠진 아내를 남긴 채……. 남편은 그 일 이후 삼촌이 조카들을 어떻게 돌보아 주었는지 기분 좋게 회상하며 두고두고 얘기한다. 삼촌은 주기적으로 조카들 집에 들러 뒤뜰에서 아이들과 소프트볼 게임을 하고, 조카들을 난생처음 바이킹스 팀의 미식축구 경기에 데려갔으며, 눈이 알맞게 내린 날에는 아이들을 차에 태워 한적한 길로 가서 언덕으로 올라간 뒤, 아이들이 썰매를 타고 신나게 언덕을 내려가게 해 주었다. 아이들이 언덕 밑까지 내려가면 다시 차에 태워 언덕 위로 올라갔고, 아이들을 위해 이렇게 계속 왕복해 주었다. 삼촌은 갑자기 아버지를 잃고 당황한 조카들에게 연민을 느낀 것이다. 아무도 그에게 그런 행동을 요구하지 않았지만, 가슴이 깊이 움직인 삼촌은 온 가족을 위해 자발적으로 행동했다. 삼촌의 행동은 남편에게 큰 영향을 미쳤다.

루실 클립튼은 "당신을 바라보는 눈들은 저마다 당신이 견디기 힘든 어떤 일을 경험했을 것이다."라고 말했다. 이 지구를 걷는 모든 인간은 마음 한구석에 고통스러운 이야기를 숨기고 있다. 이 진실을 기억할 수 있다면 아마도 우리는 판단과 좋고 싫음의 눈보다는 연민의 눈으로 볼 수 있을 것이다.

에살렌에서 열린 워크숍에서 나는 도쿄 출신의 남자를 만났는데, 그는 연민과 온유한 비폭력의 훌륭한 본보기였다. 그에게서는 후광 같은 것이 느껴졌고, 다른 사람들도 나처럼 그에게 끌리고 있었다. 어느 날 오후 점심시간에 나는 기쁘게도 그와 동석하게 되어 그의 이야기를 듣게 되었다. 재능과 노력을 겸비한 뛰어난 기업가였던 그는 일본에서 승승장구하며 성공 가도를 달리고 있었다. 하지만 크게 성공한 가장 친한 친구가 심장 마비로 하루아침에 세상을 떴을 때 그의 인생은 한순간에 바뀌었다.

내 맞은편에 앉은 이 남자가, 그 순간 자기의 삶이 눈앞에 펼쳐졌고 그 즉시 사업에서 물러나 마라톤을 뛰기 시작했다고 말할 때 나는 그의 이야기에 매료되어 있었다. 더 놀라운 사실은 그가 훈련을 받은 적이 없다는 점이다. 그는 그저 달리기와 삶에 대한 사랑으로 뛰기 시작했다. 40대 후반인 그는 지난 5년 동안 매주 마라톤을 뛰었다. 몸은 다부졌지만 다리가 굽어 있었기에 더 놀라웠다. 그는 사소한 부상 한 번 입지 않았다. 세계 각지로 날아가 마라톤 대회에 참석하는 것이 그의 훈련이었다. 부상이나 훈련 없이 강인한 체력을 얻은 방법을 묻자 그는 겸손하게 대답했다. "한 걸음 내디딜 때마다 지구가 해를 입지 않도록 가볍게 터치하면, 지구도 저를 해치지 않아요."

우리가 무슨 일을 하든, 아힘사 즉 비폭력이라는 이 보석은 가볍게 걷고, 해를 끼치지 않으며, 지구와의 관계, 사람과의 관계, 그리고 우리 자신과의 관계를 존중하라고 요청한다.

이 질문들을 던지며 생활하고, 시간을 내 성찰하며, 일기를 쓰면, 삶에 대한 새로운 통찰을 얻고 비폭력을 실천하게 됩니다. 이번 달에는 젊은 홀로코스트 피해자인 에티 힐레줌의 말을 음미하며 탐구의 틀을 짜 보세요.

> 결국, 우리에게는 단 하나의 도덕적 의무가 있습니다.
> 즉, 자기 안에 있는 넓은 평화의 공간을 되찾고
> 점점 더 많은 평화를 되찾고,
> 그것을 다른 사람들에게 투영하는 것.
> 우리 안에 더 많은 평화가 자리할수록
> 우리의 힘든 세상에도 더 많은 평화가 자리할 것입니다.

첫째 주 이번 주에는 평소라면 하지 않을 것 가운데 하나를 매일 하면서 용기를 실천해 보세요. 자신이 용감하다고 느낀다면, 당신이 무서워하는 것을 하나 해 보세요. 자신이 정말로 용감하다고 느낀다면, 무서워도 어떻게든 해낸다는 사실을 즐기세요. 당신이 두려운 것과 낯선 것을 구분할 수 있는지 보세요. 당신은 지금 알지 못하는 영역으로 용기 있게 들어서고 있으니, 당신의 자아감과 인간관계가 어떻게 변하는지 지켜보세요.

둘째 주 이번 주에는 가장 귀중한 자원을 보호하듯이 자신의 균형을 보호합니다. 균형이 어떤 것일지를 머리 안에서 찾으려 하지 말고, 몸이 보내는 메시지에 귀를 기울이며 찾아보세요. 지금 이 순간, 수면이 더 필요한가? 운동이 더 필요한가? 식습관을 바꿔야 할까? 기도해야 할까? 삶에 변화가 필요할까? 이번 주에는 몸의 메시지에 따라 행동하며 균형이 어떤 것인지 탐구해 보세요. 그리고 균형이 당신의 삶과 타인들에게 어떤 영향을 미치는지 생각해 보세요.

셋째 주 이번 주에는 당신이 타인의 삶에 어느 부분에서 간섭하는지 살펴보세요. 당신은 타인에 대해 걱정을 많이 하는 사람인가요? 타인을 고치려 드는 사람인가요? '도움'과 '지원'의 차이를 구별해 보세요. 타인의 삶에 지나친 관심을 기울이면서 자기 삶의 무엇을 회피하고 있는지 알아차려 보세요.

넷째 주 일주일 내내 자신이 완전한 것처럼 여겨 보세요. 자신이 완전하다면 자신에게 뭔가를 기대할 필요가 없고, 자신을 비판하거나 판단하거나 바꿀 필요가 전혀 없습니다. 누구와도 경쟁할 필요가 없고, 현재의 자신보다 더 나을(또는 더 못할) 필요도 없습니다. 그럴 때 어떤 경험을 하는지 보세요. 자신에게 즐거움과 친절함, 인내심을 얼마나 많이 허용할 수 있는지 보세요.

이번 달에는 에티 힐레줌의 말을 곰곰이 생각하면서, 당신 안에
더 많은 평화를 불러오세요.

3
사티야

나의 '예스'는
내 가슴의 어두운 구석에서 올까,
내 가슴의 빛에서 올까?
캐서린 라슨

सत्य

사티야: 진실함

아마도 많은 사람이 C. S. 루이스가 쓴 《나니아 연대기》를 읽었을 것이다. 기쁨을 주는 이 시리즈는 오랫동안 우리 가족의 애독서였다. 이 시리즈의 첫 번째 책 《사자와 마녀, 옷장》에서 네 아이는 비버 부부의 소개로 곧 강한 힘을 지닌 아슬란 왕을 만날 예정이다. 비버 씨는 아슬란 왕이 잘못을 바로잡고, 슬픔을 사라지게 하며, 겨울을 몰아내고, 봄이 오게 할 수 있다고 말한다. 아슬란이 사람이냐는 질문을 받은 비버 씨는 아슬란은 분명 사람이 아니라고 단호히 말하며, 짐승의 왕인 그에게 다가가는 사람은 무릎을 꿇어야 한다고 말한다. 아이들이 아슬란을 믿어도 될지 혹은 위험하지는 않을지 두려워하자, 비버 씨는 짐승의 왕이 안전하지는 않지만 좋다고 장담한다.

사자 왕 아슬란처럼, 사티야 즉 진실함이라는 보석도 안전하지는 않지만 좋다. 진실은 잘못을 바로잡고 고통을 끝낼 힘이 있다. 진실은 가차 없는 사실을 요구하며 후한 보상을 제공한다. 진실함은 우리가 좀처럼 가지 않으며 결과를 알기 어려운 곳으로 우리를 초대한다. 우리가 '무릎을 꿇고' 진실에 다가가지 않는다면, 우리는 이 지침의 깊이를 진정으로 이해하지 못한 것이다. 우리는 먹지 말라는 쿠키를 먹었느냐고 묻는 엄마에게 거짓말하지 않는 것을 진실함이라고 생각할 수 있다. 그러나 진실은 사소한 거짓말을 하지 않는 것 이상이며, 삶과 자신에게 정직하기를 요구한다.

착한 사람이기보다 진실한 사람일 때, 방종하기보다 자기를 표현할 때, 소속 욕구보다 성장을 선택할 때, 경직됨보다 유연함을 선택할 때, 우리는 진실함의 깊은 역학을 이해하기 시작하고, 이 보석의 자유와 좋음을 맛보기 시작한다.

착한 사람보다 진실한 사람

칼 융은 "진실이 위험하다고 느껴지지 않는 한, 거짓말을 할 이유가 없다."라고 썼다. 우리는 왜 거짓말을 할까? 진실을 말하면 상대방의 감정이 상할까 봐, 상대가 자신을 더는 좋아하지 않거나 좋게 보지 않을까 봐 두려운가? 내 친구는 이렇게 말한다. "나는 적당한 크기의 상자를 골라서, 그 안에 나를 집어넣고 예쁜 종이와 리본으로 포장한 다음 다른 사람에게 '나'를 선물해." 이렇게 말하는 친구도 있다. "나는 상대하는 사람에 따라 항

진실함은 안전하지 않지만, 좋다.

상 다르게 행동해. 그래서 내가 가장 두려워하는 건, 내가 아는 사람들이 모두 한 방에 모이는 거야. 그러면 내가 어떤 사람이 되어야 할지 모를 테니까."

그리고 '착한 사람'이라는 큰 주제가 있다. 언젠가 나는 요기 라즈 아찰라가 겉보기에 착한 사람들을 조심해야 한다고 말하는 걸 들었다. 착한 사람을 자처하는 나는 처음에는 기분이 상했지만 이내 혼란스러워져서, 이 말이 무슨 뜻인지 곰곰이 생각하기 시작했다. 나는 착함과 진실함 사이의 왜곡을 보기 시작했다.

착한 사람이란 환상이며, 거짓말을 감추는 외투다. 착한 사람이란 우리가 반드시 그래야 한다고 생각하는 이미지다. 착한 사람이란 외적 권위의 요구에 따라 선물 상자에 포장된 자아다. '착한' 사람들은 한계점에 이르러 위험하리만치 부적절한 상태가 될 때까지 진실을 숨긴다. 내가 그런 사람이었기 때문에 잘 안다.

진실함은 우리의 독특한 본성의 중심에서 나오며, 그 중심에서 말한다. 진실함은 담대하고 본성에서 나오며 자연스럽다. 진실함은 방어할 것, 통제할 것이 없는 자리에서 살라고 한다. 그것은 무언가를 덧붙이거나 미리 포장되지 않은 순간과 접촉하는 것이다. 진실함은 타인의 탐탁하지 않은 어

"내가 가장 두려워하는 건, 내가 아는 사람들이 모두 한 방에 모이는 거야. 그러면 내가 어떤 사람이 되어야 할지 모를 테니까."

떤 면일 수 있지만, 우리는 뒤통수 맞을 일이 없음을 알게 된다. 진실함은 유쾌하지 않을 수는 있지만 믿을 수 있다. 나는 남편을 처음 만났을 때 동성애자로 오해했다. 그래서 평소에 로맨스로 이어질 가능성이 있는 남성들을 대할 때와 달리 나를 꾸미지 않았다. 이제는 남편에게 진정한 나를, 진짜 내 모습을 보여 준 첫 만남이 우리 부부가 쌓은 깊은 관계의 토대가 되었음을 이해한다. 그리고 남편 역시 진실함이라는 같은 선물을 주었다.

마음은 '아니요'인데 '예'라고 말하거나, 침묵하거나, 본심과 다르게 표현하는 이유는 무엇일까? 칼 융이 물었듯이, 당신이 거짓말을 하기로 선택하는 그 순간, 진실이 그리도 위험하게 느껴지는 이유는 무엇일까? 우리가 곰곰이 생각해 볼 만한 질문들이다.

자기표현 vs 탐닉

습관적으로 침묵하고 본심과 다르게 표현할 때, 우리는 삶의 의욕을 잃고 자신을 만족시켜 줄 다른 것으로 시선을 돌리기 시작한다. 우리는 다른 누구도 할 수 없는 방식으로 자기를 표현하기 위해 지구에 왔다는 사실을 망각한다. 우리는 자기 안에서 "내가 여기 있어!"라고 세상에 말하고 싶은 욕구가 부글부글 끓어오름을 느낄 수 있다. 세상을 향한 자기표현은 여러 형태로 나타날 수 있지만, 어떤 이유에서건 자기표현의 과정이 어떤 식으로 강요당하면 쉽사리 탐닉으로 흐를 수 있다. 대부분 이러한 강요는 자신의 메시지이건 다른 사람들이 보내는 메시지이건 '……해야 한다'라거나 '……하면 안 된다'라는 형태를 띤다. 그러면 늘 에너지가 잘못된 방향으로 흐르게 된다. 그리고 우리가 원했던 것보다 못한 결과를 보게 된다. 종종 우리는 정말로 하고 싶은 일을 하기보다는 과식이나 과로로 자신을 숨긴다.

우리 존재의 깊은 곳에서 간절히 원하는 대로 살면 많은 에너지와 생명력이 해방되어 활력이 넘쳐흐르며, 우리가 느끼는 생명력이 주변의 모든 사람을 이롭게 한다. 반면에, 어떤 이유로든 이 생명력을 억압하면 어떤 모습으로 가장하느라 많은 생명 에너지를 소모하게 된다.

> 우리 존재의 깊은 곳에서 간절히 원하는 대로 살면 많은 에너지와 생명력이 해방되어 활력이 넘쳐흐르며, 우리가 느끼는 생명력이 주변의 모든 사람을 이롭게 한다.

전국적으로 유명한 보컬 트레이너이자 《보컬 파워》의 저자인 아서 새뮤얼 조셉은 첫 수업에서 학생들에게 흥미로운 과제를 내준다. 그는 학생들에게 집에 가서 시를 낭송하고 노래를 부르는 자신의 목소리를 녹음하라고 말한다. 그런 다음 옷을 전부 벗고 다시 녹음하라고 한다. 조셉은 다음 수업에서 학생들이 제출한 녹음을 듣고서 어느 쪽이 '옷을 벗고' 한 녹음인지를 늘 알아맞힐 수 있다고 말한다. 옷을 벗고 녹음한

소리가 훨씬 더 생동감이 있기 때문이라는 것이다.

온갖 방식으로 자신을 포장하고 보호할 때, 또는 내면의 성장 욕구보다 소속되는 안전을 선택할 때, 우리는 둔감해진다.

소속 욕구 vs 성장 욕구

버트 헬링거는 가족 별자리 연구(가족 체계를 다루는 치유 작업)에서, 죄책감과 결백함에 대한 독특한 견해를 밝혔다. 헬링거는 인간에게는 집단에 소속하려는 욕구와 확장하고 성장하려는 욕구가 둘 다 있다고 말한다. 헬링거에 따르면, 우리가 집단의 일원으로 인정받고 있을 때는 결백함을 느낀다. 그러나 우리가 성장해서 집단을 벗어나기 시작하면 집단에 관해 죄책감을 느낀다. 자유에는 죄책감이라는 대가가 따른다.

인간에게는 집단에 소속하려는 욕구와 확장하고 성장하려는 욕구가 둘 다 있다

나는 페미니즘을 수용하면서 이를 경험했다. 그 당시 페미니즘은 내 삶의 많은 경험을 토로하는 피난처였다. 여성이 남성만큼 중요하고 남녀가 평등해야 한다는 것은 내가 보기에 합당한 생각이었다. 어머니는 자신의 믿음과는 정반대였던 페미니즘에 몹시 당황했다. 어머니의 눈에는 내 행동이 세상 무엇보다 부도덕한 짓이었을 것이다. 나는 자식으로서는 죄책감을 느꼈지만, 당시 내 영혼의 깊은 갈망을 따르고 있었다. 우리 모녀 사이의 강한 사랑은 손상되지 않았지만, 페미니즘에 관한 나의 선택은 어머니와 나에게 고통스러운 주제였다.

우리는 많은 집단에 속해 있다. 나라, 문화, 성별, 계층, 연령대, 인종, 종교, 가족, 지역 사회, 직장, 우리가 소속된 다양한 조직 등. 모든 집단에는 문서로든 암묵적으로든 규칙과 믿음 체계가 있으며, 집단의 일원이 되려면 이를 따라야 한다. 이것들이 필요한 이유는 집단의 모습을 형성하고 집단에 정체성을 부여하기 때문이다. 이러한 규칙이 점점 더 성장하여 자아를 실현하고 싶은 우리의 마음속 갈망과 갈등을 일으키지 않는 한, 문제는 없다. 그러나 소속 욕구와 성장 욕구 간에 갈등이 생기면, 우리는 선택을 해야 한다. 소속을 유지하기 위해 자신의 일부를 희생하거나, 아니면 집단의 인정과 지원을 잃을 위험을 감수하며 성장해야 한다.

양심에 따라 반전 시위를 하는 사람을 생각해 보라. 그 사람은 투옥이 되더라도 자신의 진실을 따를까? 또는 재미도 활력도 느끼지 못하는 일을 하며 대학에 보낼 아이들을 부양하는 가장을 생각해 보라. 그는 더 재미있지만 보수가 훨씬 낮은 직업으로 옮길까? 또는 학교를 다시 다니고 싶지만, 어머니는 가정에서 어린 자녀를 돌봐야 한다고 요구하는 가족과 공동체에 둘러싸인 젊은 엄마는 어떨까? 그녀는 자기 삶이 만족스럽고 즐거울 때 자녀를 더 깊이 보살필 수 있다고 믿으며, 진정으로 원하는 것을 선택할까?

이 모든 상황에서 잘못된 선택이나 올바른 선택은 없다. 이런 상황들은 변화하고 성장하라는, 앞으로 나아가라는, 진실을 말하고 실천하라는 내면의 목소리를 듣고 그에 따라 행동하는 것이 왜 어려울 수 있는지를 보여 준다. 이 이야기들을 좀 더 깊이 들여다보면, 현상을 유지하고 안주하게 하는 다른 요인들을 쉽게 찾을 수 있을 것이다. 나는 "어찌할지 모르겠어요."라고 말하는 사람들을 종종 만난다. 내 보기에, 대개 우리는 어찌할지 알고 있다. 단지 진실함의 대가로 치러야 할 비용이 너무 비싸 보여서 망설일 뿐이다.

진실은 좀처럼 우리에게 더 쉬운 선택을 요구하지 않는 것 같다. 우리가 일상생활을 하면서 순간순간 만나는 작은 진실들은 주의를 기울일 것을, 처음부터 올바르게 행동할 것을 요구한다.

처음부터 제대로 하라

요기라즈 아찰라는 일을 처음부터 제대로 하려고 노력할 필요가 있다고 말한다. 그러지 않으면 뒤처리하느라 많은 시간을 버리기 때문이다. 이 말에 대해 잠시 생각해 보자. 당신이 다소 가혹하게 대한 사람을 찾아가 사과하는 데 얼마나 많은 시간을 소비하는가? 또는, 당신이 어떤 사람에게 무엇을 하겠다고 말했지만, 그 사람을 다시 찾아가서 사실은 할 수 없다고 말을 번복하는 데 얼마나 많은 시간을 소비하는가? 아니면, 솔직하게 말하지 못하고 그 사람을 피하느라 시간과 에너지를 소비할지도 모른다. 다시 찾아가서 사과하거나 새롭게 합의할 필요가 없도록 처음부터 제대로 말하고 행동하는 모습을 상상할 수 있는가? 또는 유언장 작성이나 재정 상태 파악처럼 하기 싫은 일을 피하느라 얼마나 많은 시간을 소비하는가? 이것들은 모두 진실을 속인 탓에 결국 상황이 꼬여 뒤처리가 필요한 일들이다.

> 다시 찾아가서 사과하거나 새롭게 합의할 필요가 없도록 처음부터 제대로 말하고 행동하는 모습을 상상할 수 있는가?

자신에게 하는 거짓말은 어떤가? 나는 나 자신에게 시간에 관한 거짓말을 해서 끊임없이 곤경에 빠진다. 나는 자신과 타인들에게 약속할 때 일에 차질이 생기거나 쉬거나 놀아야 하는 상황을 고려하지 않는 경우가 있다. 그래서 문제가 생기면 약속을 취소하거나, 아니면 자신에게 정직하지 못해서 너무 많이 약속해 버린 일들을 감당하느라 균형이 깨진다. 또한, 현실적이지 않은 아주 높은 목표를 세울 때 나 자신에게 거짓말을 한다. 그러고 나서 스스로 벌인 일을 뒷감당하느라 고생할 뿐 아니라, 또다시 자신을 신뢰하지 못하는 사람이 된다.

당신은 자신을 신뢰할 수 있는가? 과연 자신에게 진실을 말할 수 있는가? 자신과 남들에게 한 약속을 지킬 수 있는가? 우리는 자신에게 진실을 말하는 위험을 기꺼이 감수함으로써 자신을 신뢰할 수 있는 사람으로 성장해야 한다. 그럴 때 타인의 신뢰도 쉽게 얻을 수 있다. 자신을 신뢰하면 스스로 믿을 수 있는 사람이 되며, 그러므로 정직하지 않음에서 오는 죄책감과 후회로 시간을 버리지 않아도 된다. 진실은 뒷감당을 면하게 하고, 보너스로 우리는 그 과정에서 뭔가를 배우게 된다.

'처음부터 제대로 하기'는 상황에 따라 달라진다. 진실은 상황에 따라 그 규칙과 확실함이 바뀐다. 이런 유동성이 진실을 매우 흥미롭게 한다.

진실은 유동적이다

진실은 비폭력과 쌍을 이루므로 유동성이 있다. 사랑하는 사람이 알코올 중독에 빠진 모습을 보고 우리가 강력하게 개입할 때처럼, 어떤 상황에서 진실은 대담하고 용감한 모습을 보인다. 어린 자녀가 공들여 만든 작품을 칭찬할 때처럼, 다른 상황에서는 진실이 아주 부드러운 방식으로 드러난다. 이 두 가지 예를 보면, 진실이 비폭력의 사랑과 짝을 이룰 때 여러 가지 모습으로 실천됨을 알 수 있다. 비폭력의 연민은 진실함이 개인의 무기가 되지 않게 한다. 연민은 우리가 진실이라는 무기로 사람들을 쓰러뜨리고 나서, 모두 어디로 가 버렸나 의아해하기 전에 다시 한 번 생각해 보라고 요청한다.

진실의 유동성은 또한 우리에게 안경알을 닦아서, 주기적으로 새로운 안경으로 세계를 바라보라고 요청한다. 우리의 시야는 우리의 경험뿐만 아니라 우리를 빚어 내는 모든 집단에 의해 제한된다. 우리가 갖게 된 믿음들은, 우리가 그것을 알아차리든 못 알아차리든, 우리의 모든 행동과 선택을 지시한다. 진실을 마주하는 대담한 사람이 되려면 자신이 보지 못하는 것이 무엇인지를 계속 알려 하고, 자신이 완고하게 고수하려는 시각이 아닌 다른 시각들을 계속 접해야 한다. 요기라즈 아찰라가 상기해 주듯이 "당신이 보는 것만을 보고 있는 까닭에 보지 못하는 것은 무엇인가?"

비폭력의 연민은 진실함이 개인의 무기가 되지 않게 한다.

진실의 유동성을 이해했던 칼 융은 한때 진실이었던 것이 어느 시점에는 유효성을 잃어 결국 거짓이 된다고 말했다. 그는 시간이 지나면서 진실이 변한다는 것을 알았다. 두 살 때 진실이었던 것이 열일곱 살에는 진실이 아니거나 관련이 없다. 융은 자신

59

이 쓴 책《영혼을 찾는 현대인》에서 이렇게 말한다. "우리는 전혀 준비되지 않은 채 인생의 오후로 발걸음을 내디딘다. 더구나 그때까지 믿었던 우리의 진실과 이상이 계속 통할 것이라고 그릇되게 예상하면서 말이다. 하지만 우리는 인생의 아침 프로그램에 맞춰 인생의 오후를 살 수 없다. 아침에 대단했던 것이 저녁에는 사소해지며, 아침에 진실했던 것이 저녁에는 거짓이 되기 때문이다." 진실함이라는 지침은 자신과 주변 환경에 적응하기 위해 믿음과 가치관, 관점을 갱신할 것을 요구한다.

인도에서는 아쉬람(Ashram) 단계라는 관습을 통해 진실의 유동성을 이해했다. 인도인들은 인생을 네 단계 또는 네 시기로 구분했고, 단계마다 삶의 특정한 측면을 존중하고 추구했다. 인생의 첫 번째 단계는 성장하는 기간으로, 부모의 지원을 받으며 흥미 있고 적성에 맞는 기술을 배운다. 두 번째 단계는 이 기술을 공동체의 이익을 위해 사용하고 그 대가로 돈을 받아 자립하여 가정을 꾸리는 기간이다. 인생의 세 번째 단계는 세속의 소유물을 떠나 내면의 지혜를 추구하는 시기다. 인생의 마지막 단계에서는 공동체로 돌아와 그동안 얻은 내면의 지혜를 이용해 공동체를 안내하고 지원한다.

오늘날에는 아쉬람 단계가 단순하게 느껴질 수 있지만, 여기에서 배울 점이 있다. 이 단계들을 우리 삶에 접목해 우리가 진실하게 이 단계를 따르고 있는지 자문하고, 이러한 통과 의례에서 중요한 것을 제대로 해냈는지 평가할 수 있다. 의식(儀式)은 지난 단계의 짐을 계속 무겁게 지고 가지 않고, 끝내고 다시 시작하는 데 도움이 된다. 나의 맏손녀는 고등학교 시절에 한 학년이 끝날 때마다 전환점을 표시하듯 학교 주차장에 다음 학년의 숫자를 분필로 써 놓았다. 이는 인생 단계의 시작과 끝을 표시하는 중요한 행사였다.

진실은 무게가 있다

진실은 경직됨보다 유동성을 선호하지만, 실체도 있다. 진실을 실천하는 사람에게는 무게가 있다. 언젠가 나는 동업자 앤을 안으며 그녀가 묵직하다고 말했다. 무슨 말인지 몰라 어리둥절해하는 앤에게 나는 그녀에게서 진실함의 깊이를, 어떤 일이 닥쳐도 삶을 회피하지 않는 담대함을 느낄 수 있다고 설명했다. 지금도 기억하지만 나는 말 그대로 그녀에게서 묵직함을 느낄 수 있었다. 그녀의 진실함을 느낄 수 있었다. 앤처럼 속이 꽉 찬 사람은 첫 느낌이 아무리 불쾌하더라도 현재에 머무르려고 한다. 그런 사람들은 "구해 주세요."라는 감지하기 어려운 표지를 붙이고 다니는 사람과 달리, 지금 이 순간의 진실과 함께 현재에 머무를 때 자기 삶에 깊이를 더하고 창조적이며 책임감 있는 사람으로 성장할 수 있음을 안다.

삶에서 도망치거나, 삶을 통제하려 애쓰거나, 에너지를 여기저기 분산시킬 때의 느낌은 우리의 생각과 말과 행동이 조화롭고 통합되어 나타날 때의 느낌과 다르다. 지금 이 순간을 중심에 둘 때 우리는 삶의 도전뿐 아니라 평범함도 온전히 만날 수 있다. 음식을 먹든, 논쟁하든, 누군가와 끌어안든 마찬가지다. 우리는 자신을 길들이거나 감출 필요가 없다. 우리 모두 이 순간을 진실하고 정직하게 만날 준비가 되어, 온전히 만날 준비가 되어 그 순간에 자신을 드러낸다. 이 순간을 '온전히' 만나는 것은 신체 접촉이 있는 스포츠를 하는 것과 같다. 우리는 전력을 다해 경기하는 것을 두려워하지 않으며, 그 과정에서 좀 부딪치는 것도 두려워하지 않는다. 모두 재미의 일부니까 말이다.

삶의 진실을 만나고 정의를 위해 위험을 감수한 그들의 태도에는 강렬한 뭔가가 있었다. 개인적인 공포가 극에 달한 때와 장소에서 그들은 삶을 온전히 만날 수 있었다.

현실에서 달아나거나 현실을 다소 가리는 장벽을 치지 않고, 현실을 있는 그대로 받아들이려고 하는 것은 굉장한 용기다. 1988년에 아욱스버그 대학의 글로벌 교육 센터와 함께 중미를 여행했을 때, 나는 현실이 아무리 끔찍해도 있는 그대로 직시하려는 사람들을 직접 목격했다. 그 당시 엘살바도르는 수많은 사람이 엘살바도르 민병대에 체포되어 고문받다가 주립 공원에 버려지던 때여서 여행하기 위험한 곳이었다. 실종자들의 어머니들은 온몸에 고문의 흔적이 선명한, 사랑하는 자식들의 사진을 보여 주었다. 거기서 나는 그 이후로 한 번도 경험해 보지 못한 용기와 사랑, 기쁨, 공동체를 목격했다. 삶의 진실을 만나고 정의를 위해 위험을 감수한 그들의 태도에는 강렬한 뭔가가 있었다. 개인적인 공포가 극에 달한 때와 장소에서 그들은 삶을 온전히 만날 수 있었다. 나에게 깊은 울림을 주는 시간이었다.

중미 여행을 마치고 미국에 돌아왔을 때 나는 충격을 받았다. 모든 것이 보호되고 생기 없게 느껴졌다. 마치 우리 문화가 현실을 길들이기 위해 장벽을 친 것 같았다. 우리는 감히 자신에게 진실을 말할 수 없는 사람들 같았다. 얼마 전, 나는 핏불 테리어가 작은 개를 물어 죽인 비통한 사건을 목격했다. 며칠 뒤 반려동물 가게에 있던 우리 아들은 관리자가 직원들에게 핏불을 아메리칸 테리어라고 속여 팔라고 지시하는 소리를 들었다. 애써 진실을 숨기는 장벽을 쌓는 것이 이 나라의 전염병처럼 느껴진다. 우리는 무엇을 그리 두려워하는 걸까?

우리는 무엇을 그리 두려워하는 걸까? 내가 매 순간 기꺼이 진실을 만난다면 내 삶이 어떻게 될까?

63

간디의 자서전을 처음 읽을 때 내가 놀란 것 중 하나는, 그가 자기의 삶을 진실의 실험장이라고 말했다는 점이다. 나는 그가 비폭력 실험에 관해 언급할 거라고 예상했지만, 그는 진실을 실험했다고 말했다. 이 내용을 읽고 나는 진실의 힘에 관심이 생겼다. 가난한 식민지국이 자유를 얻기 위해 비폭력으로 단결하자 지배하던 국가가 굴복했다. 아마도 이는 역사상 가장 위대한 비폭력 혁명일 것이다. 그리고 이는 한 사람이 진실을 실험한 덕분이었다.

이 이야기를 읽고 내가 매 순간 기꺼이 진실과 만난다면 내 삶이 어떻게 될까 궁금해졌다.

탐구를 위한 질문들

아래의 질문들을 던지며 생활하고, 시간을 내서 성찰하며, 일기를 쓰면, 삶에 대한 새로운 통찰을 얻고 진실함을 실천하게 됩니다. 이번 달에는 아래의 마하트마 간디의 말을 되새기며 탐구의 틀을 짜 보세요.

> 내가 비폭력을 시작하면
> 터무니없이 위험을 무릅쓴다는 소리를
> 들을 것입니다.
> 그러나 진실의 승리는
> 위험 없이 얻어진 적이 없습니다.

첫째 주 이번 주에는 '착함'과 '진실함'의 차이를 관찰해 보세요. 당신이 착했던 상황을 돌이켜보세요. 이 경험이 당신의 내면에 무엇을 불러일으켰나요? 그 결과는 어땠나요? 당신이 '진실'했던 상황을 돌이켜보세요. 이 경험이 당신의 내면에 무엇을 불러일으켰나요? 그 결과는 어땠나요? 당신은 누구 혹은 무엇에게서 인정을 구하나요? 이것이 당신이 '착함'에서 행동하는지, 혹은 '진실함'에서 행동하는지에 영향을 미치나요?

둘째 주 이번 주 내내 자신을 표현해 보세요. 마음속에 희망과 꿈을 품고 외부 세계로 나가 보세요. 결과가 어떻든 삶이 주는 기회를 잡으세요. 당신 안에서 어떤 일이 일어나는지 관찰해 보세요. 다른 사람들이 어떻게 반응하는지 관찰해 보세요. 스스로 탐닉에 빠졌다고 생각되면 "나는 무엇을 표현하지 않는가?"라고 자문해 보세요.

셋째 주 이번 주에는 주의를 기울여 '처음부터 제대로 하기'를 실천할 수 있을 정도로 느리게 살아 보세요. 약속을 취소해서 사과하거나, 실수를 바로잡거나, 어려운 임무를 피해 달아나지 않는 일주일이 되게 해 보세요. 명료하고 용감하게 매 순간을 정면으로 직시하세요.

넷째 주 이번 주에는 한때는 도움이 되었지만, 지금은 과거가 되어 버린 생각과 믿음을 바라보세요. 당신은 자기도 모르게 이제는 필요 없는 것들을 붙잡고 있을지 모릅니다. 자동차처럼 당신을 지금 이 자리로 데려온 이 믿음들을 존중하세요. 이제는 도움이 되지 않는 것들을 놓아 버리면서, 거부감이 어디에서 일어나는지 주의를 기울이며 더 명료하고 진실한 사람이 되는 과정을 축하하세요! 이 연습이 당신의 에너지를 해방해 진정한 진실함이 드러나는 과정을 지켜보세요.

이번 달에는 마하트마 간디의 말과 그가 진실을 실험하며 감수하고자 했던 위험을 곰곰이 생각해 보세요. 당신은 진실의 승리를 위해 위험을 얼마나 감수할 수 있을까요?

4
아스테야

강철같은 의지로 당신의 삶을 훔치는 이유는 무엇인가?
그보다는 고요히 신을 사랑하라.

캐서린 라슨

अस्तेय

아스테야: 훔치지 않음

나는 최근에 참석한 결혼식에서 주례를 보는 신부님과 대화를 나눌 기회가 있었다. 나는 신부님에게 여러 해 동안 수백 건의 결혼식을 집전하면서 마지막 순간에 결혼이 깨진 적이 있는지 물었다. 그는 다음 이야기를 들려주었다.

결혼식 날 신부는 신랑이 전날 밤에 신부 들러리와 잤다는 사실을 알게 되었다. 그녀는 이 사실을 아무에게도 말하지 않고 태연히 결혼식을 준비한 뒤, 통로를 걸어가 제단 앞에 섰다. 결혼식이 진행되었고, 얼마 뒤 주례가 결혼에 반대하는 사람이 있는지 물었다. 이때 신부가 말했다. "제가 반대합니다. 어젯밤 행동으로 우리의 미래를 훔쳐 간 남자와 결혼할 수 없어요." 그러고 나서 그녀는 놀란 신랑과 할 말을 잃은 하객을 뒤로한 채 통로를 지나 교회를 걸어 나갔다.

> 아스테야 즉 훔치지 않음은 서로에게 정직하고 서로 이롭게 하며 살라고 말한다.

이 이야기의 신부처럼 세 번째 보석인 아스테야 즉 훔치지 않음은 서로에게 정직하고 서로 이롭게 하며 살라고 말한다. 두려움과 거짓말 속에서 살아간다면, 자신과 자기의 삶에 불만을 느껴 바깥을 바라보게 되고, 정당하지 않은 것을 훔치는 경향이 생긴다. 우리는 다른 사람의 것을 훔치고, 지구의 것을 훔치며, 미래의 것을 훔치고, 자신의 것을 훔친다. 또한, 자신이 원하는 삶을 살 권리를 지닌 사람으로 성장할 기회를 훔친다.

다른 사람의 것을 훔치기

바깥에 관심을 기울이면 자신을 다른 사람들과 비교하게 되고, 건강하지 않은 방식으로 그들의 삶에 자신의 에너지를 보내게 된다. 자신을 다른 사람들과 비교할 때, 우리는 자신이 부족하다고 여기고 세상이 불공평하다는 느낌을 받거나, 자신을 우월하다고 여겨 교만해진다. 내면의 불만 때문에 타인에 관심을 가진다면, 타인들을 대신해 살거나 자신의 빈약한 자아감을 끌어올리기 위해 그들을 통제하거나 조종하거나 지배하려 들 수 있다. 우리는 자신의 이야기를 더 멋지게 포장함으로써 그들의 이야기와 성공과 경험을 '이기거나' '한발 앞서려고' 노력하기도 한다. 이런 것은 모두 자신이 좀 더 낫다고 느끼려는 시도들이다.

> 자신을 다른 사람들과 비교할 때, 우리는 자신이 부족하다고 여기고 세상이 불공평하다는 느낌을 받거나, 자신을 우월하다고 여겨 교만해진다.

지인이 곧 떠날 여행에 관해 흥분하며 이야기한다고 가정해 보자. 이때 우리는 곧바로 끼어들어 이미 그곳을 가 보았다고 말하거나, 훨씬 매혹적인 여행을 계획해 놓았다고 말할 수 있다. 어느 쪽이든 화제가 우리와 우리의 여행으로 옮겨 가면, 우리는 여행에 대한 그들의 설렘을 훔친 것이다. 우리는 다른 사람의 성공에도 똑같이 행동한다. 심지어 죽음을 두고도 그럴 수 있다. 예를 들어 친구의 어머니가 돌아가셨을 때, 우리가 자신의 어머니가 돌아가신 이야기로 화제를 돌린다면, 상대를 위로해야 할 자리에서 자신이 화제의 주인공이 되는 것이다.

또는 다른 사람들에게 주의를 기울이지 않거나 무시함으로써 그들에게서 훔칠 수 있다. 우리가 훔치는 모든 경우에 우리는 타인이 아닌 자신을 주인공으로 만든다. 이때 우리 입에서 어떤 단어가 나오든 나오지 않든, 그 의도는 다른 사람이 아니라 우리 자신을 위한 것이다. 자기 자신이나 자기의 삶에 불만을 느낄 때, 우리는 사람들을 자신의 자장(磁場) 안으로 끌어들이거나 질투심으로 그들을 헐뜯는 경향이 있다. 우리가 진정으로 타인을 아낀다면, 상대는 우리의 지지와 온화함을 느낄 수 있다.

내가 요기 바잔의 지도를 받으며 수련할 때 그는 나에게 "지게차가 되세요. 당신은 항상 사람들을 들어 올려야 하니까요."라고 자주 말했다. 다른 사람들을 만날 때 우리가 자문해 볼 수 있는 질문은, 그들이 우리와 함께 있어서 기분이 좋고 밝아졌는가, 아니면 소중한 것을 빼앗긴 느낌을 받는가다. 우리가 잠시 시간을 내어 그들의 말을 들어 주거나, 진심으로 칭찬하거나, 미소를 지어 그들의 하루가 밝아졌는가?

지구의 것을 훔치기

우리는 타인의 것뿐만 아니라 지구의 것도 훔친다. 우리는 자신이 인간의 삶을 경험하는 영(靈)이라는 것을 잊는다. 우리는 인간을 경험하려고 온 방문객이다. 문자 그대로 방문객이다. 당신은 친구 집에 초대받아 저녁 식사를 하며 음식을 불평하고, 쓰레기를 여기저기 버리고, 탐나는 촛대를 들고 걸어 나오지 않을 것이다. 하지만 우리는 세상을 이렇게 대하는 경우가 너무나 많다.

우리는 이 땅과 우리 몸, 우리 마음의 방문객이다. 이 사실을 완전히 인식하려면 이 물질세계에서 우리의 것은 아무것도 없음을 받아들여야 한다. 그래서 무언가를 소유하는 것은 일종의 '훔치는' 짓이 된다. 우리는 내 집, 내 차, 내 옷, 내 아이들처럼 모든 것에 '나', '내 것', '나의'라는 단어를 붙이고, 심지어 "나는 바람 빠진 타이어를 가지고 있어(I have a flat tire)."라고도 말한다. 물건의 소유 개념이 우리의 언어와 문화에 깊이 뿌리내린 탓에 실제로 우리가 소유한 것이 아무것도 없음을 깨닫기가 힘들다. 이 지침은 우리가 소유한 모든 것을 잠시 빌린 귀중품으로 보라고 한다. 그리고 우리가 빌려 쓰는 동안 소중히 여기라고 한다.

이 지구에서는 가진 사람들과 가지지 못한 사람들의 격차가 점점 커지고 있다. 지구의 모든 것이 균등하게 분배될 수 있거나 그래야 한다는 건 터무니없는 생각이겠지만, 아이들이 굶어 죽고 노인들이 노숙자가 된다는 건 뭔가 잘못된 것이다. 신학자 월터 브루거맨은 지구상의 것들이 개인이 아닌 공동체를 위한 것이라고 말했다. 만약 우리가 이 심오한 말의 의미를 이해하여, 지금 '나의 것'으로 여기는 모든 것이 공동체의 이로움을 위해 사용될 수 있는 것처럼 생각하며 살아간다면 세상이 어떻게 될지 궁금해진다.

훔치지 않음은 자기 것이 아닌 것을 취하지 않는 것 이상을 의미한다. 태어난 순간부터 우리는 삶이라는 선물에 빚을 지고 있다고 말할 수 있다. 고대의 베다 경전에는 어떤 것을 취하면 어떤 것을 돌려줘야 한다고 쓰여 있다. 만약 우리가 어떤 것을 받을 때마다 어떤 것을 돌려준다면, 어떤 일이 일어날지 상상해 보라. 나는 베다의 글이 쓰레기에 관해 이야기한다고 생각하지 않는다. 베다는 호혜주의의 본래 의미를 말하고 있다.

우리는 지구의 것을 훔칠 뿐만 아니라 미래의 것도, 우리 자녀들의 것도, 자녀들의 자녀들의 것도 엄청나게 훔치고 있다. 마치 브레이크도 없고 내릴 수도 없는 과속 열차를 타고 달리듯이 우리는 이런 행위를 멈추지 못하는 것 같다. 그런데도 우리는 채울 수 없는 거대한 구멍이 되어 만족할 줄을 모른다. 우리의 몸, 일정표, 옷장의 넘치는 과잉은 우리가 내일이 없는 것처럼, 이 땅의 마지막 인류인 것처럼 살고 있음을 보여 주는 신호들이다.

우리는 감사함을 잃어버렸다. 이는 마치 주말에 친구 집에 초대받아 맛있는 식사와 기분 좋은 여흥을 즐기고 나서 감사하다는 말 한마디 없이 나오는 것과 같다. 우리는 당장 눈앞에 있는 많은 것보다는 지금 가지지 못했거나 미래에 가지기 힘든 것에 관심을 기울이는 것 같다.

만약 우리가 멈추고서 눈앞에 있는 것들을 가만히 바라보면, 그리고 아름다움의 신비와 계절의 경이로움이 우리의 영혼에 깊이 자리하도록 허용하면, 가슴에서 삶 자체에 대한 감사와 고마움이 샘솟지 않을 수 없다. 이러한 종류의 놀라움은 삶의 근원에 대한 감사와 미래에 대한 부채감을 동반하기 마련이다. 모든 결정을 할 때마다 미래의 일곱 세대를 고려한다는 원주민의 지혜가 생각난다.

나는 얼마 전 스티븐 디이츠가 쓴 〈대물림(Handing down the Names)〉이라는 연극을 보았다. 이 연극은 독일 연방을 떠나 러시아의 볼가 강 주변에서 농민으로 살다가 결국 미국으로 이주하는 독일인 조상들의 200년을 그린 이야기다. 이 이야기는 한 민족의 힘과 미래 세대를 향한 사랑과 희망을 깊이 있게 보여 준다. 디이츠가 말하듯이 "우리 조상들이 몇 세대 동안 사탕무를 재배한 덕분에 1995년 지금 내가 글을 쓸 수 있다. 이야기하라."

나는 강렬한 감정을 느끼며 극장을 나왔다. 우리 조상들은 나를 위해 많은 것을 희생했다. 그들은 오직 미래 세대들만 생각하며 헤아리기 힘든 고난을 견뎌 냈다. 그들은 지구를 아름답게 하고 더 나은 미래를 만들기 위해 말 그대로 목숨을 바쳤다. 그 순간, 나는 내 삶이 놀라운 사랑의 기반 위에 서 있음을 깨달았다. 우리의 조상들을 기억하고 우리를 존재하게 한 신비를 기억하는 것은 우리의 삶과 후대의 삶이 신성함을 새로운 시각으로 보게 하는 방법이다. 손녀와 또래 친구들의 관점에서 보면, 그들은 극복하기 힘들어 보이는 큰 난제를 물려받고 있다. 그럴 때 우리는 과거와 미래를 잇는 이 연속성에서 자신이 현재를 책임지고 있음을, 후대를 염두에 두고 살아야 함을 보게 된다.

어느 날 밤, 십대 손녀와 새벽까지 얘기하면서 나는 이 연속성을 느꼈다. 이때 손녀는 당면한 문제에 관해 견해를 밝혔다. 손녀와 또래 친구들의 관점에서 보면, 그들은 극복하기 힘들어 보이는 큰 난제를 물려받고 있다. 그들은 화학 수업에서 핵 파괴력, 핵 물질의 장기 보존, 핵 폐기의 어려움 등을 다루었다고 한다. 다른 과목에서는 미국에 대한 세계의 증오와 두려움에 대해 논의했고, 또 다른 과목에서는 유전학 연구에서 선택하고 해결해야 하는 문제에 관해 토론했다고 한다. 손녀가 말을 이어 갈 때 나는 그저 머리를 절레절레 흔들며 "참 안됐구나. 너희가 이런 문제로 고민해야 하다니……."라고 말할 수밖에 없었다. 마음이 무거웠다.

자신의 것을 훔치기

우리는 다른 사람들과 지구, 미래의 것을 훔칠 뿐만 아니라, 자기 삶의 것도 훔친다. 어떤 방식으로든 외적 이미지를 자신에게 강요할 때, 우리는 자신의 독특함이 펼쳐질 기회를 빼앗는다. 자신에 대한 모든 요구와 기대는 우리의 열정을 빼앗는다. 자신이 원하는 대로 하지 못하게 방해하는 행위, 자신을 믿지 못함, 낮은 자존감, 판단, 비판, 완벽주의는 우리 생명력의 정수를 파괴하는 자기 학대의 형태들이다. 어떤 방식으로든 과거나 미래에 살 때 우리는 자신으로부터 훔친다. 그리고 실제로든 상상으로든, 우리의

78

물질적 소유물 또는 정신적 이상주의의 둘레에 울타리를 칠 때, 우리는 삶이 충분히 확장될 기회를 빼앗는 장벽을 세우게 된다.

우리는 정체성을 성취와 동일시하는 문화에 사로잡혀 있다. 그리고 셔츠에 다는 배지처럼 할 일들을 착용해 남들에게 보인다. 다음 일을 하려고 급히 달려가느라 삶을 소화하고 흡수할 시간을 남겨 두지 않는다. 이는 우리가 저지르는 가장 큰 도둑질일 것이다. 우리는 자신을 따라잡을 시간이 필요하다. 삶의 경험을 씹고 숙고하고, 그 경험이 우리 안에 통합되게 할 시간이 필요하다. 우리는 휴식하고 성찰하고 곰곰이 생각할 시간이 필요하다.

몇 년 전 몹시 바쁘게 살 때 나는 이러한 시간이 필요하다는 것을 통감했다. 3년 동안 기진맥진하도록 바쁘게 지낸 뒤, 어느 날 아침에 일어났는데 웬일인지 과거의 일들이 기억나지 않았다. 난생처음 경험하는 이상한 느낌이었다. 내가 어디에 있었고 무엇을 했는지 기억나지 않는다는 것 말고는 그 느낌을 설명할 말이 없었다. 내 몸을 혹사한 탓이었다. 과로로 내 몸은 작동을 멈췄다. 그냥 멈추어 버렸다. 나는 이전 3년 동안 삶의 경험을 성찰하거나 소화할 시간을 조금도 내지 않았다. 그저 다음 일을 향해 전속력으로 달려갔을 뿐이다. 나는 잠시 멈춘 뒤 내 경험이 소화되어 나의 일부가 되도록 시간을 주지 않았고, 그래서 그런 경험들은 내 것이 되지 못한 채 사라져 버렸다. 나는 내 삶의 이 부분을 나 자신에게서 훔친 것이다.

초점 이동하기

어린아이들은 일정한 나이가 되면 다른 아이가 가진 것을 갖고 싶어 한다. 무엇이 됐든 아이들은 그것을 원한다. 세상 돌아가는 모습을 살펴보면, 많은 어른이 여전히 다른 사람이 가진 것을 원하는 유아기 단계에 멈춰 있는 듯하다. 아스테야 즉 훔치지 않음은 초점을 다른 사람으로부터 자기 자신에게로 옮기라고 권한다. 자신 앞에 펼쳐질 삶의 가능성에 설레고 흥분하라고 권한다. 자신의 성장과 흥미 있는 분야의 배움에 관심을 기울일 때 우리는 자기 성장의 도전과 기쁨에 참여하게 된다. 자신의 재능과 기술을 충분히 개발할 때 우리는 세상으로부터 훔치지 않고 저절로 세상에 봉사하게 된다. 다음 예는 이런 초점의 이동을 잘 보여 준다.

인도에서는 주요 축제 기간에 비단과 장신구를 휘감은 코끼리들이 등에 신상(神像)을 얹고서 좁은 거리를 행진한다. 거리 양쪽에는 달콤한 간식과 반짝이는 장신구를 파는 상인들이 장사진을 이룬다. 천성이 호기심과 장난기가 많은 코끼리는 거리에 죽

늘어선 반짝이는 것과 먹을 것을 잡으려고 기다란 코를 이리저리 흔들기 시작한다. 곧바로 물건들이 흩어지며 소란이 벌어진다. 하지만 모험심 많은 코끼리의 본성을 아는 조련사들은 코끼리 코를 죽순으로 싸서 달랜다. 그러면 코끼리는 죽순을 지닌 채 거리를 따라 걸어가고 행진은 순조롭게 진행된다.

우리는 이 코끼리들과 아주 흡사하다. 자신이 무엇을 원하는지 모르거나 알아도 추구할 용기가 없다면, 다른 사람들이 하는 것이 다 좋아 보인다. 우리는 다른 사람들의 성취와 소유물을 욕망하기 시작한다. 우리는 자신의 꿈과 현실에서 벗어나 곁길로 샌다. 그러나 자신의 꿈에 집중할 때 우리는 죽순을 붙들고 가는 코끼리들처럼 반짝이는 것에 방해받지 않고 위엄 있게 앞으로 나아갈 수 있다. 자신의 '죽순'을 붙잡음으로써 우리는 역량을 키우고, 원하는 것을 얻을 수 있는 상황을 자기 안에 만들어 갈 수 있다.

자기 성장의 도전과 기쁨에 참여할 때, 우리는 세상으로부터 훔치지 않고 저절로 세상에 봉사하게 된다.

역량 키우기

오래전 남편은 4년마다 올림픽이 열리기만 하면 텔레비전 앞을 떠나지 않고 경기를 시청했다고 한다. 그렇게 소파에 퍼질러 앉아 몇 시간이고 계속 먹어 댄 탓에 불룩 튀어나온 배를 바라보며, 다음번 올림픽 경기 때는 탄탄한 몸과 숙련도를 자랑하는 국가 대표 선수가 되겠다고 생각했다. 하지만 다음번 올림픽이 열렸을 때도 그는 여전히 소파에 앉아 자신이 꿈꾸던 장면을 시청하고 있었다.

산스크리트 어 '아디카라(adikara)'는 알 권리 또는 가질 권리라는 뜻이다. 이 단어는 우리가 무언가를 원한다면, 그것을 얻는 데 필요한 역량을 키워야 한다는 사실을 일깨운다. 남편의 이야기처럼 우리는 꿈꿀 수 있고 무엇이든 소망할 수 있지만, 얻고 유지할 능력이 있을 때만 그것을 얻는다. 그 밖의 것은 모두 도둑질이다.

복권에 당첨되어 일확천금한 뒤 1년도 지나지 않아서 파산하는 사람들을 생각해 보라. 또는 큰 기업을 경영할 역량이 모자라 회사를 위기에 빠뜨리는 사장을 생각해 보라. 이 두 가지 경우에 그들은 훔치고 있다. 자신의 역량을 넘어선 것을 가지려 하는 것이다. 우리가 삶에서 얻는 성과는 우리의 소망이나 목표가 아닌 역량과 일치한다.

역량에는 우리 앞에 있는 것을 보는 능력이 포함된다. 예전에 나는 열심히 노력하고 열심히 기도했지만 원하는 것을 정말로 얻은 적은 없다고 생각했다. 하지만 지금 돌이켜보면, 내가 얻으려 했고 원했던 것이 코앞에 있었어도 그것을 볼 역량이 없었다!

소쿠리는 아디카라를 설명하는 훌륭한 예다. 우리는 뭔가를 매우 진지하게 추구할 수 있지만, 우리가 소쿠리처럼 구멍이 숭숭 나 있다면, 원하는 것은 언제나 우리를 피해 갈 것이다. 아디카라를 얻으려면 원하는 영역의 역량을 키워 구멍을 막아야 한다. 역량을 키우려면 연습과 배움이 필요하다.

원하는 것을 붙잡기 위해 준비하는 일은 신바람 나는 상근직이다. 이럴 때 우리는 피해자라는 이야기를 벗어나, 자기 삶을 전적으로 책임지게 된다. 우리는 더 많은 돈을 원하지만, 막상 더 많은 돈이 생겼을 때 어떻게 (적어도 현명하게) 써야 할지 몰랐던 적이 얼마나 많은가? 아스테야 즉 훔치지 않음은 우리가 원하는 것을 관리할 능력을 갖추기를 요구한다. 돈과 투자에 관해 배우고, 가진 돈을 잘 다루고, 잘 준비하고, 잘 써라. 당신이 원하는 것을 얻을 역량을 키워라.

유쾌한 영화 〈나의 그리스식 웨딩〉을 본 독자들이 있을 것이다. 무명의 코미디언이었던 니아 바르달로스는 전통적인 그리스 이민자 가정에서 자란 자신과 미국인 남편에 관한 이야기를 공연하고 있었다. 톰 행크스의 아내 리타 윌슨은 어느 날 저녁 니아의 코미디 공연을 보고 이 이야기를 영화로 만들면 좋겠다고 생각했다. 니아 바르달로스는 준비되어 있었다. 그녀는 이미 영화 시나리오를 써 놓은 상태였다. 니아는 말한다. "그리스 혈통인 리타 윌슨이 우리 공연을 보고 영화로 만들고 싶다고 말했을 때 나는 시나리오를 내밀었죠. 그녀의 말을 듣고 남편 톰 행크스가 우리 공연을 보러 왔어요. 나중에 그는 나에게 전화를 걸어 '우리가 영화를 만들 테니 당신이 주인공을 맡아 주세요.'라고 말했죠." 니아 바르달로스는 준비되어 있었다.

깊은 욕망을 수용할 준비가 되어 있지 않다면, 온갖 부적절하고 파괴적인 방법을 동원해 훔치는 사람이 되기 쉽다. 아스테야는 우리의 욕망에 초점을 맞춘 뒤 그것을 가질 역량을 키우라고 한다. 또한 "당신은 원하는 것을 얻을 준비가 되어 있는가?"라는 질문을 던진다. 이 질문은 우리가 멘토를 찾으려 하고, 우리가 원하는 것을 이미 성취한 사람들로부터 배우려 하는 문을 열어 준다. 새로운 것을 배우는 즐거움의 문도 열어 준다. 우리는 자신보다 더 많이 이루고 더 많이 숙달한 사람을 찾아, 그들에게서 부족한 역량의 구멍을 막는 방법을 배울 수 있다. 그리고 그들에게 공정하게 보상함으로써 그들로부터 훔치지 않을 수 있다.

나는 언제부터인지 노는 방법을 까먹었다는 걸 깨닫고 십대 손녀를 놀이 코치로 고용했다. 손녀는 나와 함께 놀 방법을 궁리하는 한편, 나 혼자서 놀도록 과제를 내주었다(그리고 할머니의 코치로서 보수를 받았다). 이 경험은 새로운 모험과 재미의 세계로 나를 이끌었고, 우리의 관계는 더 돈독해졌다.

짐 스토벌이 쓴 《인생 상속자》라는 책에는 자수성가로 억만장자가 된 레드라는 인물이 나오는데, 이제 그는 죽음을 앞두고 있다. 그가 회사와 투자금, 기타 자산을 상속하기 위해 가족들을 둘러보니, 이기심과 탐욕, 부유한 가정에서 너무 편하게만 살아 제멋대로인 사람들만 보였다. 레드는 손자 한 명에게 재산을 물려주기로 한다. 레드가 죽은 뒤 가족들이 모였는데, 한껏 기대에 부풀어 있던 그들은 유언이 공개되면서 한 사람 한 사람 분노한다. 그런데 레드는 손자 제이슨에게는 액수가 알려지지 않은 금융 자산을 상속받기 위해 수행해야 하는 12가지 임무를 남긴다. 내키지 않았던 제이슨은 임무를 하나씩 수행하면서 일과 우정, 봉사 등의 가치에 관해 중요한 교훈을 배우며 완전히 다른 사람이 된다. 버릇없는 부잣집 아들이었던 제이슨은 유능하고 다정하며 숙련된 지도자로 성장해, 수백만 달러를 인력과 프로젝트에 투자해 변화를 이끌 수 있는 인물이 된다. 책을 읽지 않은 사람들을 위해 더는 이야기하지 않겠다. 제이슨에게 상속될 자산 금액이 얼마인지 밝혀질 때쯤에는 제이슨에게나 독자에게나 그 액수가 중요하지 않게 되었다고만 말해 두자.

위의 이야기에서 선견지명을 지닌 할아버지는 제이슨에게 단계별 임무를 줌으로써 수억 달러의 투자금을 관리할 역량을 갖춘 사람으로 성장시킨다. 인생도 이와 같다고 생각한다. 삶은 우리가 중요한 일을 맡을 수 있는 사람으로 성장하도록 임무를 준다. 제이슨처럼 우리는 이를 연민과 능력을 키울 기회로 보지 않고 짐으로 여기는 경우가 많다. 할아버지는 결국 우리에게 만족을 주는 것은 재물의 축적이 아니라 가치와 역량을 쌓는 것임을 알고 있었다. '훔치지 않음'이라는 보석은 삶의 역량을 키울 것을 요구한다.

훔치면 자신과 타인에게 아픔과 고통이 일어나는 반면, 역량을 키우면 기쁨과 가능성의 세계가 열린다. 훔치는 습관을 끊고 자신을 가치 있는 사람으로 만드는 평생의 임무로 관심을 돌리는 일은 근사한 모험이다.

탐구를 위한 질문들

이 질문들을 던지며 생활하고, 시간을 내 성찰을 하며, 일기를 쓰면, 삶에 대한 새로운 통찰을 얻고 훔치지 않음을 실천하게 됩니다. 이번 달에는 아래의 알베르트 아인슈타인의 말을 음미하며 탐구의 틀을 짜 보세요.

내 삶은
살아 있는 사람이든 죽은 사람이든
다른 사람들의 노동에 의지한다는 것을,
그리고 내가 받았고 지금도 받고 있는 만큼
남에게 주려고 노력해야 한다는 것을
날마다 자꾸자꾸 상기한다.

첫째 주 이번 주에는 시간, 관심, 우월감, 권력, 확신을 통해, 그리고 타인의 성공을 축하하지 못함으로써 당신이 언제 어떻게 다른 사람들의 것을 훔치는지 알아차려 보세요. 훔치려는 마음이 들 때 당신 안에서 무슨 일이 일어나는지 관찰해 보세요. 이제 당신을 만나는 모든 사람이 당신 때문에 기분이 좋아질 수 있도록 '지게차'가 되는 연습을 해 보세요.

둘째 주 이번 주에는 당신이 지구의 어디에서, 미래의 어디에서 훔치는지 알아차려 보세요. 적어도 동등한 가치로 되돌려 주지 않고 어떤 것을 취하는 곳이 어디인가요? 이번 주에는 지구와 서로 도움을 주고받고 미래를 인식하며 생활해 보세요.

셋째 주 이번 주에는 이 세상의 소유자가 아닌 방문자로 살아 보세요. 공원, 도서관, 콘서트, 석양 등 소유할 필요 없이 사용하고 즐길 수 있는 것이 얼마나 많은지 알아차려 보세요.

넷째 주 이번 주에는 당신의 꿈과 목표를 생각해 보고, 당신의 지식과 역량을 키우고 목표에 더 가까이 다가가도록 도울 '할 것/공부할 것/시도해 볼 것'의 목록을 만들어 보세요.

이번 달에는 알베르트 아인슈타인의 말을 깊이 되새기며, 받은 것에 감사하고 되돌려 주는 마음으로 살아 보세요.

5
브라마차리야

어둠과 혼란 속에서,
황금빛 연꽃이 피어난다.
신의 은총이 우리를 기다린다.

캐서린 라슨

ब्रह्मचर्य

브라마차리야: 지나치지 않음

어린 시절에 본 광고가 아직도 기억에 생생하다. 그 광고에서는 딱하게도 음식을 너무나 많이 먹은 사람이 등장한다. 과식 탓에 몸이 축축 늘어지고, 가스가 차고, 배가 터질 것 같은 그는 비참하게 외친다. "세상에, 내가 그걸 다 먹었다니 믿을 수가 없어." 이 광고를 기억하는 이유는 아마 나 역시 무분별한 탐닉의 후유증을 경험한 적이 있기 때문일 것이다. 나는 과식의 고통과 과로로 인한 무감각, 과도한 수면으로 인한 무기력이 어떤 것인지 안다. 너무 많이 먹고서 의자에 앉아 있던 나는 또다시 내가 한 행동을 의심하며 광고 속의 등장인물과 비슷한 말을 내뱉는다. "세상에, 내가 그걸 다 먹었다니 믿을 수가 없어." 나는 괴로워하며, 탐닉이 어떻게 이 순간의 기쁨을 앗아 가는지 깨달을 뿐이다.

음식이든 일이든 운동이든 잠이든 우리가 무언가를 지나치게 할 때는 삶의 신성함을 망각했기 때문인 경우가 많다. 원래 '신과 함께 걷기'를 뜻하는 브라마차리야는 네 번째 보석으로서 모든 삶이 신성함을 깨닫도록 우리를 초대한다. 이 지침은 탐욕과 과잉을 떠나 감탄하고 놀라워하면서 이 세상을 걸으라는, 지나치지 않음을 실천하면서 매 순간을 거룩하게 여기라는 부름이다.

브라마차리야는 독신 생활 또는 금욕이라는 의미로 해석되는 경우가 많다. 이러한 의미는 브라마차리야가 취하는 하나의 형식일 수 있지만, 이 지침에는 훨씬 광범위한 의미가 담겨 있다. 그렇지만 다른 욕망과 마찬가지로 성적인 욕망도 지나치지 않게 하고 성스럽게 여기며 활력을 주는 방식으로 다루라는 의미가 있다.

얼마 전에 인도를 여행하다가 타쿠르라는 남자를 만났는데, 그는 히말라야의 그 지역에 트레킹과 다른 야외 모험 활동을 최초로 도입한 사람이었다. 그는 성공한 사업가로서 부유하지만, 아직도 그의 아버지가 마을 변두리에 지은 집에서 살고 있다고 말했다. 이 집의 출입문은 높이가 가슴께여서 집에 들어가려면 머리를 숙여야 했다. 그는 문을 들어설 때 고개를 숙이는 이 단순한 행동이 모든 것의 성스러움을 일깨워 주며, 그래서 저녁과 수면 시간을 평화롭고 편안히 보낼 수 있고, 그런 성스러움을 염두에 두면서 다음날의 업무를 준비할 수 있다고 말한다.

브라마차리야는 이 낮은 출입문과 같다. 브라마차리야는 탐

브라마차리야는 탐닉하지 않고 거룩함을 느끼면서 매일, 매 행동으로 들어가라고 일러 준다.

92

닉하지 않고 거룩함을 느끼면서 매일, 매 행동으로 들어가라고 일러 준다. 그럴 때 우리는 지나침으로 인한 고통 대신 성스러움의 경이감 속에서 살 수 있다.

지나치지 않음: 탐닉 다스리기

창고의 수효, 매장의 통로를 채우는 멋진 플라스틱 보관함들, 미국의 비만 통계, 쓰레기 처리 시설의 부족 등은 우리의 지나침을 여실히 드러낸다. 우리는 지나치게 섹스하고, 지나치게 먹고, 지나치게 일하고, 지나치게 잠을 자며, 지나치게 오락을 즐기고, 지나치게 재물을 소유하며, 종종 지나치게 영성에 몰두한다. 우리는 '충분한'이라는 개념을 이해하지 못하는 것 같다.

요가 사상에서는 우리가 뭔가를 할 때 딱 알맞은 한도에 도달하는 순간이 있다고 말한다. 예를 들어 음식을 먹을 경우, 우리는 먹는 음식에서 에너지와 활력을 얻는데, 어느 정도까지만 그렇다. 그 정도를 지나쳐 계속 먹는다면 점점 더 무기력해질 것이다. 천천히 먹으면서 관심을 기울이면 '딱 알맞은' 정도를 찾을 수 있다. '딱 알맞게 충분한' 이 순간을 알아차려야 한다. 그 지점을 지나면 지나친 상태로 내려가기 시작한다. 이러한 과정은 우리가 참여하는

> 요가 사상에서는 우리가 뭔가를 할 때 딱 알맞은 한도에 도달하는 순간이 있다고 말한다.

모든 활동에서 일어날 수 있다.

나는 손녀 아리카가 '딱 알맞게'를 실천하는 모습을 보았다. 아리카가 스크램블드 에그가 먹고 싶다기에 그 아이가 좋아하는 방식으로 달걀을 요리해 주었다. 아리카는 아주 맛있다며 굶주린 듯 달걀을 먹어 치운 다음, 또 해 달라고 했다. 내가 다시 달걀을 요리해 주자 조금 전처럼 맛있게 먹어 치웠다. 그리고 또 먹고 싶다고 해서 세 번째 달걀을 요리해 주자 만족스럽게 먹기 시작했다. 하지만 한두 입 먹더니 "할머니, 달걀이 너무 맛이 없어요. 뭐가 이상해요."라고 말했다. 나는 아이가 맛있던 음식을 충분히 먹고 나자 이제 맛이 없음을 알게 될 만큼 주의를 기울였다는 점에 놀라워했다.

우리는 왜 충분한 지점을 지나서 지나침으로 넘어갈까? 요가 사상에서는 마음이 어떤 감정 상태를 어떤 음식이나 활동과 연결하기 때문이라고 말한다. 이를테면, 갈증을 해소하려는 몸의 필요와, 이 단순한 욕망에 관해 마음이 하는 엉뚱한 짓들 사이에는 차이가 있다. 이 욕망은 물 한 잔으로 쉽게 채워질 수 있지만, 마음의 복잡한 과정을 거치면 정서적인 만족이나 장애와 연결된 기억과 조건 형성으로 이어진다. 어떤 정서적인 애착이 단순한 몸의 필요와 만날 때 우리는 곤경에 처할 수 있다. 이를 깨닫지 못한 채 우리는 그것과 연관된 감정을 반복해서 느끼고 싶은, 중독과도 같은 욕구를 갖게 되었다.

내가 동업자 앤과 거의 매일 차이(인도식 밀크티)를 마시던 시기가 있었다. 우리는 열심히 일했고 함께 즐겼으며, 차이는 우리에게 주어지는 보상이자 즐거움이 되었다. 우리의 필요는 갈증을 해소하는 것이었지만, 만족감을 느끼려면 차이를 마셔야 한다는 기억이 우리에게 자리 잡기 시작했다. 그래서 차이를 마실 때마다 이전과 같은 동료애의 즐거움과 일이 잘 끝났다는 만족감을 느끼기를 기대했다. 차이를 마시는 일 자체는 아무 문제가 없고 실제로 꽤 즐겁지만, 우리는 곧 우리가 차이를 마시는 게 아니라 차이에 사로잡혀 있다는 사실을 깨달았다. 그것은 갈증을 해소하려는 단순한 욕구가 아닌 중독이었다. 우리의 마음은 단순히 차이의 즐거움을 즐기는 게 아니라, 보상받는다는 느낌에 중독되었던 것이다.

우리는 왜 충분한 지점을 지나서 지나침으로 넘어갈까?

지나침의 덫에서 빠져나올 때는 몸의 필요를 확인하고 이 필요와 마음이 지어낸 이야기를 능숙하게 구분하는 능력을 기르는 일이 중요하다. 때로는 이 필요가 슬픔을 느끼고 싶은 욕구일 수도 있다. 슬픔이라는 감정이 다가올 때, 마음은 우리를 속여 뭔가를 해야 하거나 먹어야 한다고 생각하게 할 수 있다. 내가 이것을 경험한 것은 어머니가 돌아가시고 난 뒤였다. 어머니가 살아 계실 때 우리 모녀는 밤늦게까지 함께 영화를 보며 아이스크림 먹는 것을 좋아했다. 어머니가 돌아가시고 나서, 밤늦게 영화와 아이스크림을 '간절히 원하는' 나를 발견했다. 그때 나는 분명히 피곤하고 배가 부른 상태였다. 사실, 어머니를 그리워하던 나는 슬픔을 직면해야 했다. 그때 내가 영화와 아이스크림을 마음껏 즐겼다면 심한 피로감과 과식에 시달렸을 것이다. 그리고 여전히 어머니를 그리워했을 것이다. 나는 내 마음이 하는 이야기와 내 몸의 필요를 분리하고 눈물이 흐르도록 놓아두었다.

이 순간에 몸이 필요로 하는 것과 마음이 지어낸 이야기를 구분할 수 있어야 한다.

우리는 어느 정도 즐거움과 기쁨을 느끼려고 이 세상에 왔다. 만약 중독이 아닌 즐거움 속에 있다면, 우리는 브라마차리야를 실천하고 있다. 만약 마음의 이야기를 지어내고 있고 신체의 편안함을 벗어났다면, 우리는 중독에 빠져 이 지침을 어기고 있다. 지나치지 않음은 즐기지 않음을 의미하지 않는다. 그것은 실제로는 즐거움과 기쁨을 충분히 경험하는 것이다. 우리 앞에 놓인 질문은 이것이다. 당신이 음식을 먹고 있는가, 아니면 음식이 당신을 먹고 있는가? 당신이 활동하고 있는가, 활동이 당신을 하고 있는가? 당신은 지나치지 않게 즐거움을 누릴 수 있는가? 이 질문에 답하려면 이 순간에 몸이 필요로 하는 것과 마음이 지어낸 이야기를 구분할 수 있어야 한다. (내 경우에는, 상추보다 설탕, 소금, 카페인이 마음의 이야기를 더 많이 만들어 낸다는 것을 알아냈다!) 또한 우리는 슬픔과 비통, 실망을 마주할 때 두려워하지 않아야 한다.

니카라과에 있을 때 나는 그 나라의 정세에 관한 내무부 장관의 강연을 들을 기회가 있었다. 그때 거기에는 니카라과 국민에게 기독교를 전도하러 온 대규모 미국 대표단이 있었다. 그들의 전도 활동 중에는 큰 식탁 여러 개에 푸짐하게 차려진 이국적인 음식을 함께 먹는 행사가 있었다. 이 행사에 참석하지 않기로 한 내무부 장관은 음식에 대해 이렇게 말했다. "내 위장에 있는 미생물이 지나치게 행복하면 나는 똑바로 생각할 수가 없습니다." 장작을 너무 많이 넣으면 불이 꺼지듯이 탐닉은 생명력을 빼앗는다. 지나치지 않음을 실천하면 우리 안의 생명력을 보존하고 지킬 수 있으며, 그래서 맑고 경건하게 살 수 있다.

삶의 어느 시기에서든 극단적인 중독, 지나침, 탐닉 속에 살고 있다면, 금식이나 절제, 금욕은 충만한 기쁨을 다시 찾는 데 매우 유용할 수 있다. 금식과 금욕은 우리의 고삐를 당기고, 중심을 찾게 하고, 삶을 점검하게 해 주는 강력한 실천이다. 자신이나 파트너의 질병으로 인해 금욕이나 금식을 해야 하는 시기는 아주 좋은 정화의 시간이 되며, 절제하지 못하는 우리의 성향을, 이런 성향에 관해 마음이 지어낸 이야기를 잘 알아차리는 데 도움이 될 수 있다.

신과 함께 걷기

브라마차리야는 지나침을 버리고 신과 함께 살도록 초대한다. 이 지침은 우리의 모든 관계를 신과의 관계로 보고, 우리의 모든 경험을 신을 경험하는 것으로 봄으로써 모든 삶의 신성함을 깨닫도록 우리를 초대한다. 당신은 모든 것을 신성하게 여길 수 있는가? 자신을 신성하게 여길 수 있는가? 잠시 멈추고 살펴보면, 우리의 영혼을 자극하고 행복으로 축복하는 것은 단순한 것들임을 알 수 있다. 나무를 흔드는 바람, 하늘의 색감, 사랑하는 사람의 손길, 아이의 즐거움, 친구와 함께하는 순간은 우리를 가득 채우며 넘쳐흐를 수 있다. 이 넘쳐흐름은 지나침의 포만감과는 아주 다르게 드넓고 겸허하다.

당신은 모든 것을 신성하게 여길 수 있는가? 자신을 신성하게 여길 수 있는가?

잠시 멈추고 우리 삶이나 세상을 가만히 생각해 보면, 모든 것에는 본연의 지성이 작용함을 알 수 있다. 이는 마치 아름다운 벽걸이 태피스트리가 짜일 때 우리가 우리보다 위대한 존재가 쥔 바늘에 의해 움직이는 색실인 것과 같다. 우리가 만나고자 하는 것은 바로 이 위대한 존재, 마스터 직조자다. 신비의 눈으로 보면 평범함 속에서 신

98

성함을, 신성함 속에서 평범함을 보게 된다. 모든 일은 놀라워하고 경탄할 기회가 된다. 만약 우리가 중요하다고 보는 것과 그렇지 않다고 보는 것, 그리고 중요하다고 보는 사람과 그렇지 않다고 보는 사람을 분별하지 않는다면, 우리는 모든 사람과 모든 일을 소중히 여기는 길로 들어설 것이다. 대중 매체와 문화, 우리의 에고는 무엇이든 나누고 구분하고 등급을 매긴다. 우리는 신이 실을 짜고 있음을 앎으로써 모든 것을 소중히 여기도록 권유받는다.

신성함의 눈으로 보면 보는 방식뿐 아니라 행동 방식까지 바뀐다. 우리에게는 본래 잠시 멈춰 감사하고 싶은 바람이 있다. 경이로워하며 가슴을 열고 싶은 바람이 있다. 가슴속에 감사와 경이로워함이 있다면 무언가를 지나치게 할 필요가 없다. 모든 것을 신성한 것으로 보면 삶에 연관성이 생기고, 우리는 중심에 자리 잡는다. 지나침은 우리가 지나치게 행동하고 지나치게 일하고 자신을 잃어버리게 하지만, 모든 것을 신성한 것으로 보면 뿌리를 단단히 내리고 균형 잡힌다.

나는 경이로움을 느끼지 못할 때는, 모든 것이 따분해지고 빤해질 때는 내가 너무 오랫동안 너무 빨리 달리고 있었기 때문이라는 것을 알게 되었다. 나는 자신을 한계 이상으로 몰아붙였고, 그 때문에 균형을 잃었다. 이제 쉴 시간이다. 쉬고 나면 나에게 따분하고 빤한 것이 없다. 모든 것이 신비로움으로 빛난다. 하루를 편히 쉬든, 혼자 숲으로 피신하든, 나에게 휴식을 주는 일은 어렵다. 이유는 많다. 나의 에고는 자신이 중요한 사람이라고 느끼고 싶은데, 내가 쉬고 있을 때는 자신이 그리 중요하다는 느낌이 들지 않는다. 또한, 나의 에고는 단 몇 시간이라도 나 없이 삶이 굴러갈 수 있다는 생각을 좋아하지 않는다. 나는 움직임이 있는 곳에 있고 싶어 한다. 게다가 끊임없이 활동해야 하는 우리 문화에서는 할 일이 늘 너무 많다.

신성함의 눈으로 보면 보는 방식뿐 아니라 행동 방식까지 바뀐다. 가슴속에 감사와 경이로워함이 있다면 무언가를 지나치게 할 필요가 없다.

그렇지만 나는 첨단기기를 사용하는 습관과 끝없는 자극의 홍수, 나 자신을 위해 습관적으로 반복하는 일과에서 간절히 벗어나고 싶다. 또한 침묵에서 배우고 싶고, 내 영혼이 바른길을 가고 있는지 알고 싶다. 자극을 잘 다스리고 싶고 탐닉을 그만두고 싶다. 아무것도 하지 않고도 충분히 만족하고 싶다. 휴식하고 나면 나는 다시 신비로움을 느낀다. 이 단순한 행동으로 나의 눈은 경이로워하게 되고 내 가슴에서는 감사의 노래가 저절로 샘솟는다

신은 참으로 위대하므로 우리의 이해를 넘어선 정교함과 능숙함으로 만물을 설계한다. 그렇게 아름다운 세계를 보는 사람은

놀라워하고 경탄하게 된다. 내 생각에, 이 지침을 따르는 것은 신의 관객이 되는 것과 같고, 그저 지켜보면서 놀라워하는 시간을 더 많이 갖도록 생활에 변화를 주는 것을 의미할 수 있다. 이는 우리의 삶에 더 많은 의식(儀式)과 어떤 리듬을 더한다는 의미일 수 있다. 우리가 잠시 시간을 내 촛불을 켜거나, 기도하거나, 발 마사지를 하거나, 등산을 하거나, 사랑하는 사람의 등을 밀어 줄 때 신비로움과 신성함에 다가갈 수 있다.

신의 신비로움을 구경하는 관객이 되면 우리는 시간에서 빠져나와 신의 리듬으로 들어가기 시작한다. 나는 호숫가의 오두막에서 한 달간 홀로 안식 기간을 보낼 때 이처럼 리듬이 변하는 것을 느꼈다. 다음 단계를 지시하는 시계가 없고 이 순간을 조종하는 평소의 습관이 없어지자, 나는 내가 '신의 맥박'이라고 부르는 우주의 리듬을 따르게 되었다. 나는 길을 걸었고, 호수에서 카약을 탔고, 먹고 자고 읽고 쓰고 수련했지만, 이러한 것들은 별개의 활동이나 성취가 아니라 리듬 같았다. 나는 신의 심장에 있는 세포 중 하나였고, 신의 심장 박동이 나를 움직였다. 함과 하지 않음이 하나의 조화로운 리듬 속에서 서로 어우러졌다.

그 한 달 동안 신비의 리듬은 시간이 요구하는 것과는 전혀 다르다는 걸 알게 되었다. 신의 시간은 우리의 제한된 마음으로 보면 논리적이지 않다. 그것은 계획하지도 않고 계속 확인하지도 않지만, 어쨌든 요리가 끝나고 음식이 만들어진다. 그것은 다른 자리에서 일어났다. 내가 요일이나 시간이나 기온을 몰랐을 때, 본연의 지성은 다음 일을 준비하기 시작했다. 나는 움직이지 않으면서 움직였고, 아름다움과 경이로움만을 보았다. 일정이나 계획이 없었고, 존재와 행위가 어우러져 마침내 둘이 같은 것처럼 느껴졌다. 이 순간의 순수한 기쁨 말고는 아무 목적이 없었다. 신의 맥박.

안식 기간을 마치고 돌아온 나는 어느새 다시 손목에 시계를 차고, 손에는 휴대전화를 들고, 항상 컴퓨터를 켜 놓고 있었다. "이 나라에서는 손목에 신을 찹니다."라는 비말라난다의 조롱을 인정하지 않을 수 없었다. 브라마차리야의 지침은 우리가 이러한 첨단기기들을 신으로 만들지 않고, 사회의 필요와 기대에 부응하는 안내자로 이용할 수 있는지 묻는다. 우리는 신비의 심장 세포로서 우주의 리듬으로 옮겨 갈 수 있을까?

나는 자기계발서를 많이 읽었고 큰 도움을 받았다. 그렇지만 나는 우리가 인간성을 깊이 이해할 수 있도록 신비가 안내한다고 생각한다. '신과 함께 걷기'를 더 깊이 실천할 때 우리는 지나침이 우리를 과거처럼 지배하지 않는다는 것을 알게 될 것이다. 신의 신비가 주는 참된 자양분을 얻을 때, 우리는 지나침이 주는 가짜 자양분에 점점 흥미를 잃을 것이다.

신의 관객이 되는 것은 중앙 무대에서 내려와야 한다는 뜻이기도 하다. 우리는 언제나 관심과 활동의 중심에 있을 필요가 없다. 자신이 중요한 사람이라고 느끼기 위해 말도 안 되는 활동을 우리가 얼마나 많이 하는지 깨닫는다면 몹시 놀랄 것이다. 우리는 바쁨을 휘장처럼 차고 있다. 마치 바쁘면 세상이나 자신에게 감동을 줄 것처럼 여기면서 말이다. 할 일 목록의 많은 항목에 완료 표시를 하고, 누군가에게 '대단하다'는 찬사를 듣고, 다른 사람들을 '도왔다'는 이유로 성취감을 느끼며 잠자리에 드는 사람이 얼마나 많은가? 우리가 함께 무대를 내려와 그 자리에 신을 놓으면 어떨까. 아마도 그러면 성취감이 아니라 경이로움을 느끼며 잠자리에 들 수 있을 것이다. 우리는 온종일 신의 놀이에 관심을 기울이는 관객이었으니까 말이다.

하워드 서먼은 "세상에 필요한 게 무엇인지 묻지 마라. 무엇이 당신을 살아 있게 하는지 물어라."라고 말했다.

브라마차리야는 우리가 살아 있다고 느끼기 위해 이 모습으로 태어났음을 일깨운다. 우리는 생명력과 열정을 지나치게 소모하기 위해서가 아니라 완전히 표현하기 위해서 인간으로 태어났다. 브라마차리야는 우리에게 기꺼이 삶에 흠뻑 취해 살라고 요구한다. 하워드 서먼은 세상에 대한 열정이 중요함을 알고 이렇게 말했다. "세상에 필요한 게 무엇인지 묻지 마라. 무엇이 당신을 살아 있게 하는지 물어라. 그러고 나서 그것을 하라. 세상에 필요한 것은 살아 있는 사람들이니까."

탐구를 위한 질문들

아래의 질문들을 던지며 생활하고, 시간을 내서 성찰하며, 일기를 쓰면, 삶에 대한 새로운 통찰을 얻고 지나치지 않음을 실천하게 됩니다. 이번 달에는 아래의 조지프 캠벨의 말을 되새기며 탐구의 틀을 짜 보세요.

존재하는 모든 것의 목적과 한계에 진실하라.
예외 없이 인간의 모든 기능을
희생과 예배의 종교적 행위로 만듦으로써
순수하게 행동하고
주어진 현실에 온전히 충실하라.

첫째 주 이번 주에는 성과 성행위에 관한 자신의 신념, 가치관, 습관, 행동을 살펴보세요. 당신의 문화, 미디어, 신앙 공동체, 가족이 이 주제에 관해 어떻게 이야기하는지 알아보세요. 그런 다음 당신이 외부의 권위에 따라 행동하는지, 아니면 자신의 신념에 따라 행동하는지 생각해 보세요.

둘째 주 이번 주에는 지나치지 않게 살아 보세요. 먹고 일하고 자는 것은 에너지가 증가할 때까지 그리고 지나침으로 인해 무기력해지기 전까지 하세요. "삶에서 중요한 것은 어느 정도가 충분한지를 아는 것이다."라고 했던 일본 승려 겐세이의 말을 되새겨 보세요. 이번 주에는 어느 정도가 충분한지를 알고 거기에서 멈추어 보세요. 지나침 없는 즐거움을 연습해 보세요.

셋째 주 이번 주에는 당신이 어디에서 신을 보고 어디에서 신을 보지 않는지 살펴보세요. 모든 일에서 신을 보고 신을 경험할 당신의 능력을 제한하는 믿음이나 판단을 찾아보세요. 그런 다음 모든 것이 신과의 관계가 되게 하는 법을 연습해 보세요. 평범함 속에서 신성함을 보고, 당신이 만나는 모든 사람 안에서 신을 보세요. 요가 수행자 바잔의 말을 깊이 생각해 보세요. "모든 것에서 신을 볼 수 없다면 신을 볼 수 없다." 모든 것에서 신을 보세요.

넷째 주 이번 주에는 자신의 신성함에 관해 곰곰이 생각해 보세요. 기꺼이 신성해지고 싶은가요? 열정, 신성함과 연결되게 하는 세 가지 실천 사항을 적어 보세요

이번 달에는 조지프 캠벨의 말을 깊이 생각해 보고, 삶의 신성함을 실천해 보세요.

6
아파리그라하

사랑에 깊이 빠져라.
모든 것을 가슴속에 소중히 간직하라.
그리고 이제 열고 놓아 버려라!
캐서린 라슨

अपरिग्रह

아파리그라하: 무소유

우리 아이들이 어릴 적에 어린이집에 있던 아이들을 데리러 가던 때가 생각난다. 맛있는 간식을 먹고 있든, 새로운 장난감을 가지고 놀고 있든, 새로 사귄 친구들과 놀고 있든, 아이들은 엄마인 내가 나타나면 모든 것을 버리고 전속력으로 달려와 내 팔에 안겼다. 아이들에게 나보다 더 중요한 것은 없었다. 하지만 아이들은 커 가면서 점점 장난감에 정신이 팔려 엄마가 와도 본척만척할 때가 있었다.

어린아이들처럼 우리는 맛난 간식과 장난감, 친구들이 허다한 세상에 살고 있다. 우리는 이것들을 즐겨야 하겠지만, 이것들이 이러한 선물을 주는 존재를 대신할 수는 없다. 아파리그라하라는 보석은 인생을 한껏 즐기면서도 언제든 모든 것을 버리고 신의 팔로 뛰어들 수 있도록 초대한다. 우리가 장난감을 갖고 놀기를 더 좋아한다면, 핵심을 놓친 것이다.

아파리그라하 즉 무소유는 집착하지 않음, 탐욕을 부리지 않음, 붙잡지 않음, 움켜쥐지 않음, 지나치게 탐내지 않음이라는 뜻으로도 해석될 수 있다. 단순히 '놓아 버릴 수 있음'이라는 의미로 이해해도 된다. 인도의 출가 수행자들은 이 세상의 물건에 애착을 느끼기가 매우 쉽다는 걸 인정한다. 그래서 그들은 주황색 옷을 입고 세속의 모든 쾌락을 포기한 채 신을 따르겠다고 맹세한다. 그들은 신과 교제하는 것보다 더 흥미로울 수도 있는 모든 유혹을 멀리하며 많은 시간을 숲에서 보낸다. 이는 극단적인 예이지만, 소유의 감옥에서 해방되는 하나의 길을 보여 준다.

속세에서 살기로 한 우리가 애착 없이 충분히 사랑하며 살기란 쉽지 않다. 사랑의 충족감, 훌륭한 식사가 주는 만족감, 성과에 대한 인정을 경험한다면, 많은 경우 이런 순간을 꼭 붙잡고 놓아주지 않으려고 할 수 있다. 우리는 이와 같은 만족감을 다시 또다시 느끼고 싶어서 같은 행동을 반복하게 된다. 하지만 변화는 사물의 본성이다. 그러므로 변화나 흐름을 막으려 한다면 실망하게 되고, 이를 붙잡으려고 애쓰면 맥이 빠지고 불만을 느끼게 된다. 우리가 소유하려고 하는 것이 우리를 소유하게 된다.

아 파 리 그 라 하 는 삶이라는 여행을 하는 동안 깊이 사랑하고 충분히 즐기도록 놓아 버리고 짐을 가볍게 하도록 초대한다.

어떻게 하면 애착 없이 깊이 사랑하고 충분히 참여하면서 삶을 살아갈 수 있을까? 날숨과 들숨, 공중 곡예사의 타이밍, 원숭이 포획하는 옛사람들의 방법을 살펴보면 집착하지 않고 놓아 버리는 능력을 엿볼 수 있다. 아파리그라하는 삶이라는 여행을 하는 동안 깊이 사랑하고 충분히 즐기도록 놓아 버리고 짐을 가볍게 하도록 초대한다.

호흡에서 배우기

호흡을 신뢰하듯이 삶을 신뢰할 수 있다면 어떻게 될까? 이 순간의 자양분을 전부 섭취한 뒤, 자양분이 또 올 것이라고 믿으며 완전히 놓아 버릴 수 있다면 어떻게 될까?

호흡이 우리에게 자양분을 주듯이 삶도 가정, 일, 인간관계, 반복되는 일상의 형태로 자양분을 준다. 그리고 우리는 이를 통해 편안함과 믿음, 태도, 자기 이미지를 갖게 된다. 하지만 자기도 모르게 이런 것들에 집착하며, 삶을 신뢰하고 숨을 내쉬고 놓아 버리는 법을 잊어버려서 기대와 의견, 비판, 실망으로 자신을 방해한다면, 더는 자양분을 받지 못한다. 숨을 너무 오래 참으면 그렇듯이, 우리에게 자양분이 되는 것도 때로는 해로워질 수 있다.

아파리그라하는 신의 놀이를 하고, 친밀감을 충분히 경험하고, 이 순간을 만난 뒤 놓아 버려 다음 것이 오게 하라고 권한다. 이는 우리의 아디카라(adikara) 즉 역량을 키워 더욱더 자기를 실현하는 방법이다. 우리 집에는 내가 즐겨 연주하는 그랜드 피아노가 있다. 그러나 요기라즈 아찰라가 상기해 주듯이, 나는 식사

시간에 피아노를 식당으로 옮기지 않는다. 내가 어깨에 그 무게를 짊어질 이유가 있을까?

그렇지만 우리는 종종 피아노를 식탁 옆으로 옮기려고 노력한다. 말하자면, 붙잡을 것, 모종의 영속성을 찾기 위해 온갖 종류의 방법을 시도한다. 그러나 아파리그라하의 영역은 영속하지 않음이 본질이다. 모든 것은 변한다. 아무것도 그대로 유지되지 않는다. 호흡으로 돌아가서, 들이쉬고 내쉴 때마다 배가 오르락내리락하는 것을 바라보면, 만물이 무상(無常)하다는 진실을 느낄 수 있다.

공중에 머물기

숨을 완전히 내쉰 순간처럼 공중 곡예사가 공중에 떠 있는 순간이 있다. 그들은 붙잡고 있던 막대를 버리고 다음 막대가 올 때까지 공중에서 기다려야 한다. 막대를 붙들고 있거나 다음 막대에 손을 내밀면 타이밍이 어긋나서 떨어질 것이다. 그들은 막대를 잡아 보려고 손을 내미는 대신 자신을 놓아 버리고, 스윙의 타이밍을 믿으며 부드럽게 다가오는 막대를 기다려야 한다.

숨을 너무 오래 참으면 그렇듯이, 우리에게 자양분이 되는 것도 때로는 해로워질 수 있다.

나는 공중 곡예사는 아니지만, 내가 경험하는 놓아 버림은 아무것도 붙잡지 않고 공중에 떠 있는 것과 매우 비슷하다. 이 느낌은 생소하고 적나라하며 취약하고 불편하다. 그래서 나는 무엇이 올지 확실히 알 때 놓아 버리기를 훨씬 좋아하고, 놓을 때는 다시 원하게 될 경우를 대비해 어떻게든 그것과 연결되어 있기를 원한다. 완전히 놓아 버리는 것은 허공에 떠 있는 느낌이다.

집착을 놓아 버리면 완벽히 신뢰하며 완벽한 타이밍에 막대와 막대 사이를 노력 없이 오가듯 자유로움을 느낀다. 어떤 방식으로든 안전하다는 느낌을 유지하려고 너무 오래 붙잡고 있거나 너무 미리 잡으려고 하는 것은 영적 성장과 삶의 자연스러운 펼쳐짐에 좋지 않다.

바나나를 놓아라!

인도에서 나는 옛날부터 내려오는 원숭이 포획 방식을 보고 감탄했다. 이 과정을 보면 호흡과 공중 곡예사의 예처럼 우리가 얼마나 삶의 대상들에 집착하는지, 또 이것이 얼마나 좋지 않은지 알수 있다. 인도인들은 원숭이를 잡기 위해 좁은 창살을 친 작은 우리 안에 바나나를 넣어 둔다. 그러면 원숭이들이 와서 창살 틈으로 손을 넣어 바나나를 움켜쥔 뒤 꺼내려고 안간힘을 다하지만 꺼낼 수가 없다. 놀라운 점은 원숭이 사냥꾼들이 다가오는 동안 원숭이들은 완전히 자유로운 상태라는 것이다. 원숭이들은 사냥꾼들의 위험한 발걸음 소리를 듣고 충분히 도망갈 수 있다. 바나나만 놓아 버리면 되기 때문이다. 하지만 원숭이들은 끝내 바나나를 놓지 않고, 그래서 쉽게 잡혀 버린다.

우리의 '바나나'는 두 번, 세 번 계속 같은 결과를 기대하는 모든 것이다. 배우자가 엊저녁처럼 기분 좋게 해 주기를 기대하거나, 지난번 저녁처럼 외식이 만족스럽기를 기대하거나, 어제처럼 인정받기를 기대하는 등 '기분 좋은' 같은 결과를 원할 때마다 우리는 '바나나를 붙잡고' 있다. 기대는 우리를 계속 갇혀 있게 하고 종종 불만을 품게 한다.

바나나를 붙잡고 있는 원숭이는 집착을 붙잡고 있는 우리의 모습이다. 우리는 원숭이처럼 완전히 자유롭다. 하지만 자유보다는 집착과 탐욕을 계속 붙잡는 편을 택한다. 자유를 선택하려면 그저 '바나나를 놓아 버리면' 된다. 그러나 우리는 스스로 감옥을 만든다. 우리가 붙잡은 것이 우리를 붙잡기 시작한다. 다음의 예가 보여 주듯이 우리는 놓지 못하는 자기의 이미지에도 갇힐 수 있다.

소유물이 우리를 소유한다

어린 두 아이를 데리고 힘든 이혼 과정을 겪으면서 나는 다시는 절대로 누군가를 필요로 하지 않겠다고 결심했다. 그 결심은 나에게 무의식적으로 영향을 미치기 시작했다. 나는 누구에게도 도움을 요청하지 않았고 도움의 손길도 받아들이지 않았다. 나 자신에게 피곤함이나 휴식을 용납하지 않았다. 그 무엇에도 지고 싶지 않았다. 정말이지 다시는 취약한 사람이 되고 싶지 않았다.

수십 년이 흐른 뒤에야 나는 자기 이미지에 대한 집착이 내 삶을 혼란스럽게 하고 있다는 사실을 깨달았다. 나뿐만 아니라 내 주위의 모든 사람이 지쳐 가고 있었다. 그렇지만 멈출 수가 없었다. 다시 무력감을 느낄까 봐 두려웠기 때문이다. 나

기대는 우리를 계속 갇혀 있게 하고 종종 불만을 품게 하지만, 우리는 자유보다는 집착을 선택한다.

는 어떤 이미지를 붙들고 있었고, 그 이미지는 다시 나를 붙들고 속박하고 있었다. 내 삶에서 놀이와 즉흥성, 재미는 거의 사라져 가고 있었다. 결코 지지 않겠다는 마음이 내 삶의 기쁨을 모두 먹어 치우고 있었다.

우리가 집착하는 것은 무엇이든 유지 관리 문제를 일으킨다. 할인 판매한다는 이유로 물건을 사고 모으고 쌓아 놓거나 공짜라고 가져오는 물건들은 모두 공간을 잡아먹고 신경 쓰이게 한다. 보관함과 창고는 자신을 속이는 쉬운 방법이다. 미묘한 집착들은 우리 자신에 대한 이미지와 믿음의 형태로, 삶이 어떠해야 한다는, 타인들이 어떠해야 한다는 이미지와 믿음의 형태로 나타난

다. 물리적 공간의 잡동사니는 신체적인 움직임을 방해하지만, 마음속의 잡동사니는 우리가 더 자유로워지지 못하게 방해하고, 삶이 우리에게 다음에 가져다주고 싶어 하는 것을 위한 공간을 가로막는다.

나는 지역 협동조합 델리에서 만드는 콩과 밥 부리토에 집착한 적이 있다. 델리의 직원들은 모두 나를 알았고, 내가 무엇을 주문할지, 어떤 스페셜 필링을 추가할지 꿰고 있었다. 어느 날은 델리의 종업원이 내 부리토를 만들면서, "참 재미없는 분이네요."라고 말했다. 한 번은 부리토가 간절해서 침을 삼키며 델리에 들렀는데, 하필 그날 부리토 재료인 콩과 밥이 떨어지고 없었다. 나는 화가 났고 망연자실했다. 하루를 망칠지라도 다른 부리토 주문을 꺼리는 나를 발견하는 순간, 내 집착의 심각성을 깨달았다.

우리가 집착하는 것은 무엇이든 유지 관리 문제를 일으킨다.

내가 붙들고 있던 것이 나를 붙들고 있었다. 집착이 충족되지 않으면 하루를 망친다. 집착은 우리를 재미없는 사람으로 만든다. 집착은 주변의 수많은 새로운 기회를 보지 못하게 만든다.

집착이라는 단어의 어원을 찾아보면 '고정하다'라는 뜻이 있다. 집착은 어떤 사람이나 어떤 것이 변하지 않고 같은 방식으로 우리를 위해 존재하기를 바라는 욕구를 고정하는 것과 같다. 우리가 타인, 우리의 감정, 우리의 역할, 우리의 계획, 우리의 즐거움, 우리의 정체성에 대한 욕구를 고정한다면, 우리는 자유로운 인간이 아닌 미로에 갇힌 쥐처럼 되어 버린다.

얼마나 많은 짐을 지고 있는가?

얼마 전에 나는 십대인 손녀 애슐리와 처음으로 1박 여행을 다녀왔다. 나는 미리 계획하고 준비하는 성격이라 애슐리에게 짐을 어떻게 싸야 할지 묻기 시작했다. 며칠이 지나도 손녀에게 답이 없자 나는 답답함을 느끼기 시작했고, 여행을 떠나기 전날에 "애슐리, 계획을 짜야 하지 않겠니?"라고 말했다. 애슐리는 "할머니, 우리의 목적은 떠나는 것이잖아요. 그냥 편히 생각하세요. 계획도 짜지 마시고요."라고 말했다. 대화 끝에 애슐리의 짐꾸러미 목록이 밝혀졌다. 책 한 권, 축구공, 그 아이가 좋아하는 건강한 유기농 냉동식품.

애슐리가 휴식 시간을 단순하게 이해한다는 사실에 나는 깜짝 놀랐다. 그리고 휴식하러 떠날 때마다 부담이 되었던 준비 과정과 큰 짐 보따리를 마음속으로 돌이켜보았다. 좋은 기회다 싶어 신이 난 나는 '맨손으로 떠나기'라는 새로운 도전에 뛰어들었다. 내 노력이 성공했다고 말하고 싶지만, 애석하게도 여행 당일 아침에 우리는 둘 다 별의별 짐으로 차를 채우고 있었다.

나는 기대와 과업, 계획, 원망, 용서하지 못한 순간으로 가득 찬 여행 가방을 얼마나 많이 들고 다녔던가?

하지만 이 경험이 씨앗이 되어 내 마음 속에 심겼고, 나는 계획을 세우고 짐을 꾸리고 끌고 다니느라 내가 어디에서 '핵심을 놓치고 있는지' 생각하게 되었다. 사실, 나는 기대와 과업, 계획, 원망, 용서하지 못한 순간으로 가득 찬 여행 가방을 얼마나 많이 들고 다녔던가? 항공사도 수화물 한도를 초과하면 벌금을 부과한다. 그러나 매일 아침 한도를 초과해 짐을 꾸리고, 이 무거운 짐을 온종일 들고 다니느라 녹초가 되는 사람이 얼마나 많은가?

매일 아침 일어나서 아무 짐도 꾸리지 않는다면 어떻게 될까? 그것이 핵심이라면? 우리가 아무 짐도 없이 신에게로 향한다면? 짐 없이 자유를 향해 나아간다면? 아무 짐도 없이 존재한다면?

하지만 우리는 이미 꽉 찬 여행 가방에 짐을 더 채워 넣는 것 같다. 그리고 이미 무거운 짐에 좌절감과 실망과 약간의 분노를 섞어 넣는다. 우리가 자신에게 부리는 이러한 광기는 온종일 무겁게 진 벽돌 위에 벽돌을 계속 얹는 것처럼 바보 같은 짓이다.

손녀는 여행 가방을 가볍게 싸라는 교훈을 가르쳐 주었다. 요가 수행자들은 옷을 모두 벗고 취약한 자신을 드러내라고 가르친다. 이는 무소유의 초대장이다. 우리는 짐을 풀 수 있을까?

집착하지 않는다는 것은 무관심하다거나, 삶과 관계의 기쁨과 즐거움을 차단한다는 의미가 아니다. 실은 집착하지 않으면 해방되어 삶과 관계를 더 깊이 인지하고 이해할 수 있다. 우리가 할 일은 물건에 대한 집착을 놓아 버리는 것이지, 물건을 즐기지 않는 것이 아니다. 소유권을 놓아 버리면, 지금 이 순간 우리 앞에 있는 것에 온전히 참여할 수 있다. 삶은 향연이 되고, 우리는 마음껏 즐길 수 있다. 호흡처럼 우리는 깊이 호흡하도록, 들이쉰 숨을 온전히 즐긴 뒤, 숨을 깊고 온전히 놓아 버리며, 내쉬는 숨을 즐기도록 초대받는다.

> 실은 집착하지 않으면 해방되어 삶과 관계를 더 깊이 인지하고 이해할 수 있다.

짊어진 집착이 적을수록 우리 앞에 주어지는 매 순간을 더 마음껏 즐기고 참여하며 더 온전히 살 수 있다. 더 많은 숨을 내쉴수록 몸 안에 다음번 숨을 온전히 들이쉴 공간이 더 많이 생긴다. 더 아낌없이 나누고 베풀수록 우리는 더 넓어지고 가벼워진다. 삶은 자유를 향한 여정이다. 새는 횃대를 붙잡은 채 날 수 없다. 우리 역시 무언가를 붙들면 자유로울 수 없다.

끊임없는 관대함과 한결같은 신뢰를 실천한다면, 탐욕을 다스리고 마음을 활짝 열어 다가오는 삶을 맞이할 수 있다. 우리에게 다가오려는 것은 매우 크지만, 우리가 붙들고 있는 것은 아주

작다. 공중 곡예사처럼 타이밍에 몸을 맡기고 우리가 붙들고 있는 것보다 더 큰 미래를 확신하며 공중에 머물 수 있을까?

탐구를 위한 질문들

이 질문들을 던지며 생활하고, 시간을 내 성찰하며, 일기를 쓰면, 삶에 대한 새로운 통찰을 얻고 무소유를 실천하게 됩니다. 이번 달에는 스와미 갸네쉬와라의 말을 음미하며 탐구의 틀을 짜 보세요.

사랑은
당신이 사랑하는 모든 것을
놓아 버렸을 때 남는 것이다.

첫째 주 이번 주에는 호흡에 집중하세요. 숨을 들이쉬고 내쉬는 단순한 행위로 호흡을 붙잡지 않아도 죽지 않고 충분히 숨 쉴 수 있다는 것을 배우세요. 관찰하고 경험한 것을 일기에 쓰세요.

둘째 주 이번 주에는 자신을 둘러싸고 있는 물질적인 것들을 살펴보세요. 이것들로 인해 자유롭고 가볍게 느끼나요, 아니면 이것들이 당신을 붙잡아 무거움을 느끼나요? (기억하세요. 당신이 붙잡는 것이 당신을 붙잡습니다.)

셋째 주 이번 주에는 자신도 모르게 사람들과 사물이 충족감과 편안함을 주기를 바라며 그들에게 어떤 기대를 하는지 알아차리세요. 이러한 기대 때문에 제약과 불만을 자주 느끼나요?

넷째 주 크리슈나 다스는 우리 마음속에 잊어버린 근육이 있다고 말합니다. 그는 그것을 '놓아 버리기' 근육이라고 부릅니다. 그리고 우리가 마음의 '붙잡기' 근육은 단련했지만, '놓아 버리기' 근육은 단련하지 않았다고 말합니다. 마음을 훈련하는 방법으로 그는 (큰일을 대비해) 작은 것들을 실천하며 '놓아 버리기' 근육을 더 자주 사용하라고 권합니다. 이번 주에는 당신의 경험, 감정, 생각, 습관, 믿음을 알아차리세요. 그런 다음, '놓아 버리기' 근육을 훈련하여 놓아 버리기를 시작해 보세요.

이번 달에는 스와미 갸네쉬와라의 말을 곰곰이 생각하며 집착이나 소유욕이라는 짐 없이 삶을 충분히 경험해 보세요.

7
야마 복습하기

얼마 전에 나는 친구의 차를 타고 함께 여행했는데, 그녀가 새로 산 차인 프리우스는 GPS(위치 파악 시스템)가 달려 있었다. 나는 컴퓨터가 말을 건네며 우리의 행로를 확인하는 진기한 경험을 즐겼다. 우회전하라는 컴퓨터의 지시를 듣고도 내 친구가 계속 직진하자 나는 웃음을 터뜨렸다. 컴퓨터는 즉시 "다음번 유(U)턴 지점에서 유턴하십시오."라고 반응했다.

야마는 개인용 지피에스(GPS)와 같다. 야마는 우리가 잘못된 방향으로 가고 있을 때 그 사실을 알려 주며 "다음번 유턴 지점에서 유턴"을 해야 한다고 말해 준다. 야마는 우리가 세상에 부정적인 영향을 줄 때 그 사실을 알려 주고 '방향을 바꿔' 조화를 향해 한 걸음 나아가라고 알린다.

야마는 구체적이고 단순한 해답이 아니라, 어떤 방향으로 움직이라는 지시다. 우리는 이 지침들을 익히고 매일 실습해야 한다. 우리의 개인용 GPS인 비폭력, 진실함, 훔치지 않음,

지나치지 않음, 무소유를 실천하면 이렇게 변화할 수 있다.

- 자신과 타인을 해치지 않고, 친절하게 대하며 연민을 느낀다.
- 거짓말이나 반쪽 진실을 말하지 않고, 자신의 독특함과 진심을 표현한다.
- 훔치지 않고, 새로운 기술과 능력을 연마한다.
- 탐욕을 부리지 않고, 지나침 없이 음미하고 즐긴다.
- 집착하지 않고, 소유하지 않으면서 친밀함을 느낀다.

야마는 다른 생명체로 가득 찬 행성에 사는 우리가 나누면서 함께 사는 법을 배워야 하는 사회적 존재임을 말해 준다. 야마 즉 '자제'는 세상과 성숙한 관계를 맺음으로써 자신의 욕구를 넘어 공동의 이익을 보도록 초대한다. 그런 의미에서는 야마를 조화와 평화, 세상과의 올바른 관계로 인도하는 사회적 규범으로 여길 수 있다. 야마는 외적인 것에 지나치게 몰두하는 대신, 자기의 삶을 독특하게 표현하라고 권한다. 그럴 때 우리는 삶의 흥분과 기쁨을 느낀다.

앞으로 소개할 니야마의 수행에서 우리는 세상과의 성숙한 관계로부터 자신과의 성숙한 관계로, 사회적인 것으로부터 내면적인 것으로 관심의 초점을 옮긴다.

비폭력	자신과 타인을 해치지 않고, 친절하게 대하며 연민을 느낀다.
진실함	거짓말이나 반쪽 진실을 말하지 않고, 자신의 독특함과 진심을 표현한다.
훔치지 않음	훔치지 않고, 새로운 기술과 능력을 연마한다.
지나치지 않음	탐욕을 부리지 않고, 지나침 없이 음미하고 즐긴다.
무소유	집착하거나 소유하지 않으면서 친밀함을 느낀다.

8
샤우차

여성의 녹색 망토 위에
빛나고 있었다.
너무나 맑고 깨끗한 이슬이.

캐서린 라슨

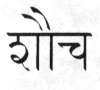

샤우차: 순수함

《한없이 부어 주시고 끝없이 품어 주시는 하나님의 은혜》의 저자 브레넌 매닝은 이 책에서 회복실의 긴장된 순간을 묘사한다. 젊은 여인이 침대에 누워 있다. 그녀 옆에 서 있는 외과 의사는 이 여인의 얼굴에서 종양을 제거했다. 그녀의 남편도 병실 저쪽에 멀찌감치 서 있다. 환자는 수술 후 처음으로 손거울에 비친 자기의 얼굴을 보고 있다. 그녀는 한쪽이 눈에 띄게 내려간 입을 발견하고, 의사에게 원래 모습을 회복할 수 없냐고 물었다. 의사는 침통한 목소리로 회복할 수 없다고 답하며, 종양을 없애기 위해 어쩔 수 없이 신경을 끊어야 했다고 말했다. 그 순간, 자신의 매력을 잃어버릴까 봐 걱정하는 젊은 여인을 배신하듯 침묵이 흐르자 남편이 다가온다. 그는 한쪽이 처진 입이 자기에게는 귀여워 보인다고 아내에게 말한다. 그러고는 그녀를 다정하게 바라보며 자기의 입을 아내의 입 모양처럼 만들어 아내의 입술에 포갰다.

샤우차 즉 순수함이라는 보석은 두 가지 의미가 있다. 첫째, 순수함은 우리 몸과 생각, 말을 정화하도록 초대한다. 육체적으로 정신적으로 자신을 정화하면 덜 어수선하고 덜 무거워진다. 정화는 우리의 성품에 밝음과 맑음을 가져온다. 둘째, 이 지침은 관계의 성질이 있다. 위의 이야기에서, 누구도 수술의 결과를 미리 알 수 없었다. 그러나 아내가 매력을 상실할까 봐 염려하는 순간, 남편은 순수하게 그녀와 함께할 수 있었다. 그리고 이 순수함으로 아내의 자아감과 아름다운 관계를 지킬 수 있었다.

순수함의 두 가지 실천은 서로 연관된다. 독소, 방해물, 어수선함을 정화하면 명료함이 생겨 매 순간을 진실하고 새롭게 만날 수 있다. 따라서 우리와 매 순간의 관계가 더욱 순수해진다.

순수함은 깨끗이 씻는 과정이다

요가 수행자들은 몸을 정화하는 방법을 많이 알고 있다. 그중에는 "죽어도 못해."라는 반응을 일으킬 만한 방법도 있지만(예를 들어, 콧구멍에 줄을 넣어 입으로 빼내거나 3미터에 달하는 기다란 면 조각을 위장에 넣어 청소하는 방법 등이 있다), 네티팟 처럼 쉽게 할 수 있거나 적어도 시도해 볼 수 있는 방법들도 있다. 호흡 수련과 자세는 몸을 정화하는 수단이며 명상도, 야마와 니야마 같은 윤리체계도 그렇다. 이런 수행을 통해 얻을 수 있는 효과들에 관해 말할 수 있지만, 한 가지 분명한 사실은 요가 수행자들이 정화에 높은 우

＊　neti pot. 한쪽 코에 소금물을 넣어 다른 쪽 코로 내보내는 기구.

선순위를 둔다는 것이다. 이것이 왜 중요할까?

우리 안에는 대개 휴면 중인 거대한 에너지가 있다. 이것은 의식 혹은 깨어남의 에너지다. 우리는 누구나 때때로 이 에너지의 움직임을 느낀다. 가슴 벅찬 사랑으로 조용히 눈물이 고이는 순간, 아름다움에 시선이 멈춰 경이감을 느끼는 순간, 만족감과 행복감이 땀구멍에서 스며 나오는 순간, 생명력이 전류처럼 흐르면서 우리를 활기차고 젊게 만드는 순간, 깊은 지혜가 우리의 무지에 빛을 비추는 순간, 앎이 선명하게 오는 순간. 이런 때는 우리 안의 에너지가 깨어나는 것을 조금 맛보는 순간들이다.

순수함은 우리 몸과 생각, 말을 정화하도록 초대한다.

순수함이라는 지침을 실천하는 것은 언제라도 이러한 경험을 할 수 있도록 몸과 마음을 정화하는 과정이다. 정화는 몸을 강화하고 마음을 보호하여 우리 안의 에너지가 깨어나도록 준비시킨다. 정화는 우리 영(靈)의 위대함을 깨닫도록 준비시킨다. 정화는 우리를 밝고 가볍게 하여 신성한 불가사의를 더 많이 경험할 수 있게 한다.

자신을 청소하고 정화하는 단계를 밟는 일은 저마다 다른 형태로 나타날 것이다. 청소의 마법을 부리기 위해 세상을 떠들썩하게 하거나 이상한 사람이 될 필요는 없다. 운동을 더 하거나, 물

섭취량을 늘리거나, 과일과 주스만 마시며 금식하거나, 아마도 날을 잡아 옷장을 청소하는 형태를 띨 수도 있다. 어쩌면 혀를 정화하기 위해 하루 내내 해로운 언사나 진실이 아닌 말을 하지 않을 수도 있다. 어떤 형태를 띠든 정화는 항상 우리가 진 짐을 가볍게 줄이려는 의도에서 시작된다.

자신을 청소하고 정화하는 단계를 밟는 일은 저마다 다른 형태로 나타날 것이다.

우리의 '짐'은 어디에 있을까? 당신의 몸은 형편없는 식사로 인해 해로운 독소를 지니고 있을 수 있다. 어쩌면 당신의 마음은 피해자 의식이나 용서하지 못함이라는 무거운 짐을 지고 있을지도 모른다. 어쩌면 가정과 업무 공간이 잡동사니와 쓰레기로 가득 차 있을지도 모른다. 이 모든 '짐'은 몸과 마음, 영혼을 무겁게 한다. 이러한 짐들은 실재하므로 무게가 있다. 순수함이라는 지침은 곳곳에 있는 무거움을 없애 버리고 홀가분하게 살도록 초대한다. 몸을 깨끗이 하고, 마음을 깨끗이 하며, 생활공간과 작업공간을 청소하자.

나는 고백과 용서의 힘을 강하게 믿는 사람이다. 나는 내가 한 행동을 신뢰하는 친구에게 털어놓거나, 때로는 종이에 적은 뒤 태워 버릴 필요가 있다는 걸 알게 되었다. 나에게 이는 판단과 이기심에서 비롯된 잘못된 행동을 정화하기 위해 꼭 필요한 과정이다. 어떤 식으로든 과거의 상처를 붙들고 있다면, 자신에게 상처를 입혀 현재를 순수하게 살 능력을 차단하는 셈이다. 자신과 타인을 용서하는 일은 자신에게 줄 수 있는 가장 너그러운 선물이다.

몇 년 전에 요기 바잔 선생님에게 쿤달리니 요가 지도 훈련을 받을 때, 일대일 수업 시간에 그에게 마음껏 질문할 기회가 있었다. 그때 그는 나에게 '지도자의 달콤한 감로와 지혜가 당신 안에 있다.'라는 뜻의 암리트 데브(Amrit Dev)라는 법명을 지어 주었다. 나는 그에게 어떻게 살아야 법명처럼 충만하게 살 수 있냐고 물어보았다. 그는 *어떤 형태를 띠든 정화는 항상 우리가 진 짐을 가볍게 줄이려는 의도에서 시작된다.* 껄껄 웃더니 눈을 반짝이며 강한 인도 억양으로 대답했다. "당신의 대변에서 감로 향이 나고, 당신의 소변에서 꿀 향이 나야 합니다." 그는 계속 재미있어하며 웃었고, 그것이 우리의 마지막 수업이었다.

나는 먼저 턱을 바닥에서 들어 올린 뒤에야 그의 말을 곰곰이 생각해 보았다. 이제 나는 그가 순수함의 개념을 직설적으로 표현했다는 걸 이해한다. 나에게 들어오고 나가는 모든 것이 깨끗하도록 노력해야 한다는 뜻이었다.

요기 바잔이 내 법명에 관해 설명한 내용은 정화와 청결의 차이를 이해하는 데 도움이 되었다. 최근 인도에서 돌아온 뒤 나는 다시 한 번 이 차이를 정리했다. 나는 아쉬람에서 정화 수행을 하는 데 거의 2주가 걸렸지만, 집에 돌아와서 '미국식으로 깨끗해지는' 데는 2시간이 걸렸다. 이 나라 사람들은 청결에 거의 강박적으로 열중하지만, 정화에는 관심을 기울이지 않는다. 청결은 우리의 외부를 닦는 과정이다. 이것은 우리의 겉모습을 변화시킨다. 정화는 우리의 내부에서 작동하며 우리의 성품을 변화시킨다. 청결함은 중요하지만, 샤우차는 우리에게 청결의 겉모습이 아니라 정화의 내적 여정을 요구한다.

관계로서의 순수함

샤우차는 자기 안에서 순수함을 추구할 뿐만 아니라, 매 순간을 있는 그대로 허용함으로써 순간순간 순수함을 추구하도록 권하는 관계의 성질이 있다. 샤우차는 삶과 다른 사람들, 상황, 일, 하루, 날씨를 우리가 원하거나 이러저러해야 한다고 생각하거나 기대하는 대로가 아닌, 이 순간 있는 그대로 맞이하라고 권한다. 바꾸려 하고, 판단하고, 비판하고, 고치고, 통제하고, 조작하고, 가장하고, 실망하고, 평가하려 드는 것은 이 지침을 따르지 않는 것이다. 순수함은 무언가를 바꾸려는 게 아니라, 이 순간 있는 그대로의 그것과 순수하게 관계하는 것이다.

무언가를 순수하게 만들려는 것과 무언가를 순수하게 대하는 것의 차이를 구분하는 일은 미묘하고 까다롭다. 우리는 쉽게 오만에 빠져서 자신이 이 순간에 더 나은 뭔가를 가져온다거나, 이 순간이 우리의 관심을 끌 만한 가치가 없다고 생각할 수 있고, 심지어 이 순간이 우리에게 갚아야 할 빚을 지고 있다고 생각할 수도 있다. 이러한 추정을 바탕으로 생각하거나 행동한다면, 실제로 이 순간의 순수함을 더럽히게 된다. 우리는 순수함에 대한 자기 생각을 이 순간으로 가져오지 말고, 이 순간을 그저 있는 그대로 맞이해야 한다.

무언가에 순수하려면 많은 것을 덜어 내야 한다. 우리는 이상과 환상, '이러저러해야 한다'는 기대와 '우리가 원하는 방식'에 대한 기대를 모두 덜어 내야 한다. 이 지침의 오아시스에 살려면 심지어 순수함에 대한 우리의 이미지까지 내려놓아야 한다. 교통 체증에 갇혀 있거나, 음식에 실망하거나, 집 안이 돼지우리가 되었거나, 심술궂은 가족 구성원을 상대해야 할 때, 우리는 이 순간을 불순하다고 판단하지 않고 그저 순수하게 맞이하도록 초대받는다.

내 시누이는 최근 두 살짜리 손자를 보고 왔다. 그녀는 그 덕에 신선함과 생기를 되찾았다. 일주일 동안 호기심 많고 마냥 즐

무언가를 순수하게 만들려는 것과 무언가를 순수하게 대하는 것의 차이를 구분하는 일은 미묘하고 까다롭다.

거워하는 아이의 눈을 통해 세상을 보니 모든 것이 새롭게 보인다고 얘기했다. 그녀는 불교에서 말하는 '초심'을 얻은 것이다. 아이의 호기심을 되찾자 마음이 더 열렸고 더 재미있게 놀았고 더 쉽게 놀라워할 수 있게 되었다. 모든 것을 처음 보듯 실제 그대로 볼 수 있는 어린 시절의 능력을 되찾은 것이다. 그녀가 모든 것을 진부한 시선으로 보지 않게 되자, 그것들이 새롭고 놀라운 방식으로 드러나기 시작했다. 그녀는 이 순간에게 순수해진 것이다.

아마도 순수함을 실천하기 가장 어려운 대상은 자기 자신일 것이다. 솔직히 우리는 자신에게 얼마나 많은 기대와 환상을 갖는가? 오래된 나의 일기를 읽으며, 내가 자신을 향상하기 위해 할 일을 잔뜩 써 놓은 것을 보고 놀랐다. 다른 사람들의 이야기를 들어봐도, 자신을 완벽한 사람으로 만들고자 하는 사람이 나뿐만이 아님을 알 수 있다. 자신을 계획하기보다 '계획하지 않는' 연습을 해 보면 어떨까? 사랑스러운 사람이 되려고 애쓰는 대신, 자신을 있는 그대로 치열하게 사랑하면 어떨까? 자신을 통제하는 대신, 고삐를 느슨하게 풀면 어떨까? 우리 각자는 "매 순간 자신에게 순수할 수 있는가?"라는 질문에, 또는 앤서니 드 멜로의 말을 빌리자면 "당신은 혼자일 수 있는가?"

자신에게 순수하다는 것은 자신의 생각이나 감정을 두려워하지 않으며, 자신에 대해 아무것도 숨길 필요가 없다는 것을 의미한다.

라는 질문에 답해야 한다.

자신에게 순수하다는 것은 자신의 생각이나 감정을 두려워하지 않으며, 자신에 대해 아무것도 숨길 필요가 없다는 것을 의미한다. 사고로 하반신이 마비된 매튜 샌포드는 "나는 슬픔을 두려워하지 않습니다. 슬픔은 고통받는 사람들을 바꾸려 하지 않고 그들과 함께하게 해 주는 놀라운 선물입니다."라고 말한다. 매튜는 우리가 자신의 모든 부분을 단순하게, 두려움 없이 받아들이도록 초대한다.

자신의 모든 조각을 순수하게 받아들이면 자신의 고통과 친밀감, 기쁨, 지루함, 아픔, 불안에 머무르는 힘이 강해진다. 우리는 자신과 타인들에게 안전한 사람이 된다. 우리는 다른 사람을 고치려 하지 않고 편안하고 다정하게 그들 곁에 앉을 수 있는 사람이 된다.

자신의 조각 모으기

순수함은 우리가 이 순간에 덧씌우는 환상을 벗기고, 우리의 자아 전체가 이 순간에 드러나도록 자신의 조각들을 한데 모으라고 권한다. 이게 무슨 의미일까? 요기라즈 아찰라는 '다른 것이 섞이지 않은'이라는 말을 사용한다. 앨리스 크리스텐슨은 '분열되지 않은'이라고 말한다. 어떤 단어를 사용하든 순수함은 우리가 한 번에 한곳에만 있으라고 권한다. 그리고 이는 우리의 머리와 마음이 하나 되고, 우리의 생각과 행동, 말이 일치하며, 우리가 지금 이 순간에 있음을 의미한다.

내 친구와 그녀의 3살짜리 아들에게 있었던 일이다. 그날은 친구가 유달리 바빠서 이것저것 할 일이 많았다. 그녀의 아들은 엄마의 관심을 받고 싶었지만, 엄마는 너무 바빴다. 낙심한 아들은 두 손으로 엄마의 얼굴을 잡고 "왜 나를 보지 않아?"라고 말했다. 이 작은 세 살짜리 아이가 엄마에게 상기해 주었듯이, 매 순간, 매 사람, 매 사건은 우리가 그들을 있는 그대로 진실하게 보아 달라고 요청한다.

이 친구와 마찬가지로, 우리는 종종 어수선한 상태로 어떤 경험에 들어가, 더욱 어수선한 상태로 그 경험에서 나온다. 우리는 마치 과거의 찌꺼기나 미래를 위한 준비를 먹으며 사는 것 같다. 우리는 자신을 '따라잡을' 시간이 없어 언제나 지금 이 순간이 아닌 다른 곳에 있다. 바로 앞에 있는 풍요로움 속에서 살아가는 삶의 충만함을 놓치고 있다. 편안하고 여유롭게 이 순간으로 들어가는 대신, 떠나기 전에 한 가지 일을 더 하려 하기 때문에 녹초가 되어 늦게 도착한다. 그리고 종종 이 순간을 기분 좋게 마무리하며 한숨을 돌리는 대신, 혼란스럽고 어수선한 상태로 마음속에선 이미 다음 행동으로 달려간다.

순수함의 실천은 속도를 줄이고 한 번에 한 가지 일을 하도록 권한다. 순수함은 우리가 천천히, 꾸준히, 온전히 함으로써 한 번에 한 가지에만 모든 주의를 기울이게 한다. 속도를 줄이고 한 가지 일에 온전히 관심을 쏟을 때, 우리는 더 온전하고 순수하게 이 순간을 살게 된다. 우리 사회에서 성공의 상징이 된, 서두름과 멀티태스킹(한 번에 여러 가지 작업을 하는 것), 분주함은 순수함을 죽여 버린다.

아침에 일어나 기도와 명상을 하면서 나는 기도를 한 줄 끝내기도 전에 그날 하루 전체의 계획을 세우고 있는 것을 알아차린 적이 있다. 나에게 말을 건네려는 손녀의 눈을 사랑스럽게 바라보다가, 어느 순간 손녀가 말을 끝냈지만 나는 한마디도 듣지 않았음을 깨달은 적도 있다. 이 두 경우, 그 순간이 있었지만 나는 거기에 없었다.

순수함은 우리가 이 순간에 모든 관심을 기울임으로써 충분한 알아차림과 에너지로 다음 일을 시작하게 한다. 크리슈나무르티는 이러한 종류의 참여가 가져오는 자유에 관해 이렇게 썼다. "나는 각각의 경험으로 완전히 들어가며, 나올 때도 완전히 나옵니다. 지금 하는 일에 내 전부를 쏟아붓고, …… 완전히 나옵니다." 순수함은 이 순간을

우리는 자신을 '따라잡을' 시간이 없어 언제나 지금 이 순간이 아닌 다른 곳에 있다.

온전히 정직하게 만나서 놓친 것도, 후회할 것도 없게 하라고 권한다. 그러면 찌꺼기가 남지 않는다.

몇 년 전에 나는 닐 더글러스-클로츠와 함께 아람어 원전으로 주기도문을 공부했다. 이 기도문에서 "다른 사람을 용서하듯이 우리의 죄를 용서해 주십시오."라고 번역된 구절을 읊기만 해도 놓아 버린다는 느낌이 든다. 더글러스-클로츠는 이 구절을 다른 사람에 관해 아는 것을 잊어버린다는 의미로 해석했다. 이는 마치 상대방이 말한 비밀을 하나도 기억하지 않고 백지상태로 만나는 것과 같다. 그러면 이 사람을 볼 때마다 순수하게 대할 수 있다는 장점도 있다. 나는 종종 이 기도문을 떠올리며, 내가 아는 타인의 비밀은 내 마음을 어수선하게 해서 나를 순수함에서 멀어지게 한다는 것을 알아차린다. 그래서 나는 잊어버리게 해 달라고 계속 기도한다.

순수함은 이 순간을 온전히 정직하게 만나서 놓친 것도, 후회할 것도 없게 하라고 권한다.

자신을 깨끗이 하고 매 순간 온전히 존재하는 능력을 정화하는 샤우차 즉 순수함을 실천하면 본능적인 성질을 띠게 된다. 잡

* 아람어를 문자 그대로 직역하면 "우리가 다른 사람들의 죄에 묶어 놓은 줄을 풀 때, 우리를 묶어 놓은 실수의 줄을 풀어 주소서."이다. 신약 성서는 그리스어로 쓰였지만, 그 당시 일반 사람들은 아람어를 사용했다. 예수는 아람어로 주기도문을 읽고 아람어로 가르쳤을 것이다. 이슬람교도들이 이 지역에서 권력을 장악하자 아라비아어가 주류 언어가 되었고, 몇 세기 뒤에 아람어는 '죽은' 언어가 되었다.

동사니와 불필요한 것이라는 무거운 짐을 덜기 시작할 때, 우리는 홀가분함을 느끼며 더 넓어지고 확대되기 시작한다. 몸은 더 활기차고, 마음은 더 맑아지며, 가슴은 더욱 자비로워진다.

아래의 질문들을 던지며 생활하고, 시간을 내서 성찰하며, 일기를 쓰면, 삶에 대한 새로운 통찰을 얻고 순수함을 실천하게 됩니다. 이번 달에는 아래 크리슈나무르티의 말을 되새기며 탐구의 틀을 짜 보세요.

나는 각각의 경험으로 완전히 들어가며,
나올 때도 완전히 나옵니다.
지금 하는 일에 내 전부를 쏟아붓고, ……
완전히 나옵니다.

첫째 주 이번 주에는 당신의 몸이 언제 둔하고 느린지 살펴보세요. 식이 요법과 운동을 통해 자신을 정화하기 시작하세요(여유가 너무 많아서 느리다면 그것도 정화하세요). 정화하면서 둔했던 몸이 어떻게 가벼워지는지 알아차리세요. 외적인 정화 과정과 내적인 정화 과정의 차이에 주의를 기울여 보세요.

둘째 주 이번 주에는 당신의 생각과 말을 정화하기 시작하세요. 친구, 의식, 용서, 일기 쓰기 등을 이용하여 해롭고 진부하고 부정적인 생각을 풀어 내세요. 이 생각들을 사랑과 감사로 바꾸어 보세요.

셋째 주 이번 주에는 온전히 자신과 함께하세요. 앤서니 드 멜로는 '혼자 있으라'고 말합니다. 혼자 있을 때 떠오르는 상념들을 일기로 써 보세요.

넷째 주 이번 주에는 한 시간 동안 방해받지 않고 혼자서 오렌지 한 개를 먹어 보세요. 한 시간 내내 이 오렌지와 먹는 즐거움에 모든 주의를 기울여 보세요. 나머지 일주일 동안 느리게 살면서 매 순간을 순수하게 맞이하세요. 이 경험을 일기에 써 보세요.

이번 달에는 크리슈나무르티의 말을 곰곰이 생각하며 매 순간 순수하게 살아 보세요.

9
산토샤

중심에 머무르며
매 순간을 고요하고 잔잔한 마음으로 알아차려라.

캐서린 라슨

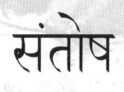

산토샤: 만족

우리 부부에게는 TV 시리즈 〈쿵후〉의 DVD가 있다. 우리는 이 드라마를 즐겨 보면서 마치 우리가 주인공 케인처럼 삶의 달인인 듯이, 그래서 무슨 일이 일어나도 침착하게 다음에 할 일을 정확히 알 수 있는 듯이 상상한다.

이 시리즈를 잘 모르는 사람들을 위해 설명하자면, 나이 어린 고아 케인은 중국의 수도원에 들어가 무술과 도(道)를 배운다. 그는 혼자 힘으로 무술의 달인이 되어 불교의 한 종파에 가입한다. 케인은 황제가 아끼는 조카가 죽는 사건이 터지면서 범인으로 몰리는 바람에 수배자 몸으로 미국으로 도피한다.

미국에서 케인은 자기 삶의 완전한 달인이 되어 마을과 마을을 떠돌아다닌다. 현상금 사냥꾼들이 계속해서 그를 추적해 오지만, 그는 두려움 없이, 호기심과 전적인 현존으로 매 순간을 만난다. 그는 가진 게 없지만 결핍감을 느끼지 않는다. 아름다움과 풍요로움을 볼 수 있기에 그는 만족하며 매 순간을 만난다. 대다수 사람이 외로움과 결핍을 느끼는 환경에서 케인은 만족감을 느낀다. 그리고 만족감 속에서 그는 능숙하게 다른 사람들을 안내해, 강한 의지와 따뜻한 가슴을 가질 수 있음을 깊이 깨닫게 한다.

이러한 만족의 이미지를 내 친구의 귀여웠던 어린 시절 이야기와 비교해 보자. 친구는 여섯 살 때 앞 베란다에 서서 먼 곳을 바라보며 "어디에서는 사람들이 나보다 훨씬 재미있게 살고 있겠지."라고 생각했던 기억이 난다고 한다. 아마 당신도 나처럼 이 작은 아이의 순수한 갈망을 느낄 수 있을 것이다. 그렇지만 우리가 커 가면서 만족을 느끼지 못하는 까닭은 이 계속되는 갈망 때문이다.

광고 회사가 우리의 갈망을 부추긴 탓에, 가지지 않은 것을 원하는 전염병이 만연하게 되었다. 우리는 만족감을 느끼기보다 다음 일을 준비하고, 무엇이 좋고 싫은지 고심하며, 짜증스러운 소란의 파도를 타느라 바쁘다. 산토샤 즉 만족이라는 보석은 우리의 고요한 중심에 피난처를 마련하고, 마음을 열어 우리가 가진 것에 감사하며, '추구하지 않기'의 역설을 실천함으로써 만족감을 느끼도록 초대한다.

"서양 사람은 항상 살아갈 준비를 한다."라는 중국 속담이 있다. 이 속담에는 놀라운 진실이 담겨 있다. 우리는 어릴 때는 빨리 크고 싶어 하고, 크면 빨리 집을 떠나고 싶어 하고, 다음에는 얼른 대학을 졸업해서 직장을 얻고 싶어 하고, 다음에는 휴가를 기다리고, 나중에는 은퇴를 기다린다. 중국 속담처럼 우리는 정말로 살지는 않으면서 준비만 한다.

그뿐만 아니라 우리는 다른 사람의 삶을 보면서, 자기의 삶에 무언가 빠져 있다고 보는 경향이 있다. 울타리 안을 보면서 자신이 지금 가진 것을 즐기는 대신, 울타리 너머를 바라보면서 자신이 지금 가지지 않은 것을 본다. 울타리 너머를 보면 결핍감에 빠진다. 내 친구의 이야기를 들어 보자. 내 친구의 여동생은 오지 모험 여행을 떠나는 언니를 몹시 부러워했다. 어느 날 여동생은 언니의 오지 여행에 동행하기로 결심했다. 여행 중에 유독 힘들었던 어느 날, 여동생은 비참한 기분으로 바닷가에 앉아 있었다. 월경 중이라 몸 상태가 좋지 않은 데다 살을 에는 칼바람이 뼛속까지 파고들었다. 여동생은 언니를 바라보며 조용히 말했다. "이제 더는 언니를 부러워하지 않을 거야"

세상이 우리의 욕구를 채워 줄 것이라고 기대할 때, 우리는 유지와 완전함을 찾기 위해 자기 바깥으로 눈을 돌린다. 우리는 파트너가 우리를 충족시켜 주고, 직업이 우리의 필요를 채워 주며, 성공이 우리의 모든 문제를 해결해 줄 것이라고 기대한다. 그리고 기대가 어긋나면 '한 가지 더'를 찾아 '……했더라면' 게임을 계속한다. 또는 '계획하고' '후회하는' 게임을 한다. 우리의 만족감은 이러한 통제할 수 없는 변수들에 좌우된다. 만족이 자기 바깥에서 온다고 생각하는 한, 우리는 결코 만족할 수 없다. 바깥에서 충족을 찾으려 하면 늘 실망하기 마련이고, 만족은 한 발짝 더 멀어진다.

즐거움 vs 회피

우리는 음식, 옷, 색, 음악, 자기 이미지, 대화, 취미, 친구, 활동, 신념이든 뭐든 좋아하는 것을 찾아다니면서 많은 시간을 보낸다. 우리는 이 모든 영역에서 자신이 좋아하는 것이 즐거움을 준다고 여기며, 죽기 살기로 그런 즐거움을 우리 삶에서 영속시키려고 한다. 그리고 싫어하는 것은 그만큼 피하려 한다. 즐거움을 위태롭게 하는 것이라면 뭐든 불쾌하고 피해야 할 것으로 본다.

우리는 자신이 자유롭다고 생각하지만, 사실 우리는 좋아하는 것만 하고 싫어하는 것은 피하고자 자신을 유도하고 타

> 바깥에서 충족을 찾으려 하면 늘 실망하기 마련이고, 만족은 한 발짝 더 멀어진다.

인들을 조종하는 데 엄청난 에너지를 소비한다. 이렇게 삶을 통제하면 내 몸에서 '꽉 붙잡으려는' 느낌이 생긴다는 걸 나는 알게 되었다. 내 주위에 즐거움을 주는 것이 있을 때 내 안의 무언가가 그 즐거움에 대한 욕망을 꽉 붙잡으려고 하는 것 같았다. 내가 그 즐거움을 놓칠까 봐 염려하면 역시 꽉 붙잡는 느낌이 일어난다. 마찬가지로, 지루하거나 어수선한 회의에 참석하고 있을 때, 불쾌한 경험으로부터 자신을 보호하려는 듯 내 몸이 긴장하는 걸 느낀다.

실제로 요가 수행자들은 모든 것이 중립적이라고 말한다. 어떤 것이 기분 좋거나 불쾌하게 느껴지는 이유는 우리 각자가 붙이는 꼬리표 때문이다. 어릴 적에 나는 식탁에 앉아 먹기 싫은 호박을 억지로 먹은 적이 있다. 한 접시를 먹는 데 몇 시간이 걸렸다. 그 이후로 나는 평생 호박을 싫어하기로 작정했고, 수십 년 동안 호박을 쳐다보지도 않았다. 최근에야 상점에 놓인 호박을 혐오가 아닌 호기심의 눈으로 바라볼 수 있었다. 나는 과감하게 호박을 사 와서 요리해 먹었다. 정말 놀랍게도, 아주 맛있었다! 요점은 호박이 중립적이라는 것이다. 호박이 시점에 따라 역겹게 또는 맛있게 느껴진 이유는 내가 오랜 세월 호박에 의미를 부여했기 때문이다.

선종 3대조 승찬 대사는 "좋고 싫음에 집착하지 않는 사람에게는 도(道)가 어렵지 않다."라는 말로 정곡을 찔렀다. 이 말이 진실인지 실험해 보고 싶다면, 싫어하는 것을 해 보고 좋아하는 것을 하지 않아 보라. 그러면서 자신이 좋아하고 싫어함에 얼마나 집착하는지 보라. 우리가 만족하지 못하고 하루하루를 힘들게 사는 이유는 좋아함을 만족시키려는 욕구 때문이다. 우리의 추구와 회피(긴장과 붙잡기)는 많은 에너지를 낭비하게 한다.

오스카 와일드는 세상에 두 종류의 불행이 있다고 말했다. 하나는 원하는 것을 '얻지 못하는 것'이고, 다른 하나는 원하는 것을 '얻는 것'이라고 했다. 아마도 와일드는 좋아하는 것을 즐기고 싫어하는 것을 피하면, 좋고 싫음의 롤러코스터에서 영원히 내려올 수 없음을 알았을 것이다. 우리가 상황을 있는 그대로 중립적으로 보고, 좋아하고 싫어함에 따라 상황을 통제하려 하느라 너무 많은 에너지를 소비하지 않을 때, 참된 자유와 만족이 오기 시작한다. 116년을 장수한 할아버지의 지혜가 생각난다. 장수의 비결을 묻자 그는 "나는 비가 오면 그냥 오게 내버려 둡니다."라고 대답했다.

정서적 장애는 우리의 책임이다

우리는 좋아함과 싫어함이라는 파도뿐만 아니라 정서적 장애라는 파도도 타고 있다. 당신이 얼마나 자주 화가 나고 상처받고 버림받고 인정받지 못하고 이용당한다고 느끼는지 생각해 보라. 우리는 감정 상태의 힘을 다른 사람이나 외부의 다른 것에 주어 버리기 쉽다. 감정적인 안녕을 다른 사람이 하는 말이나 하지 않는 말, 또는 하루 중 일어나는 일에 내맡긴다면, 우리는 자신이 통제할 수 없는 것들에 휘둘리게 된다. 다른 사람의 언행이 우리의 만족을 좌우하도록 허용하여, 자신을 무력하게 만드는 것이다.

카를로스 카스타네다는 말한다. "생각해 보라. 우리를 약해지게 하는 것은 타인의 행동과 악행으로 공격받는다는 느낌이다. 자만심이 강하면 타인에게 공격받을 일이 허다하다." 이러한 공격에 반응하여 쏘아대든, 침묵하든, 삐치든, 누군가에게 털어놓든, 다들 잊어버린 일을 6개월 동안 가슴에 담아 두든, 정서적 장애는 부적절하고 소모적인 에너지 낭비다. 그런 무력한 자리에 있으면 언제나 틀림없이 만족과는 거리가 멀게 되어 있다.

> 다른 사람의 언행이 우리의 만족을 좌우하도록 허용하여, 자신을 무력하게 만드는 것이다.

나는 기업 컨설팅과 개인 코칭, 가정생활을 하면서, 정서적 장애로 인해 치러야 할 대가가 엄청나다는 것을 분명히 느꼈다. 이런 문제는 고객 서비스 저하, 팀 작업의 불필요한 능률 저하, 가족의 고통과 오해, 건강과 행복감 저하를 초래한다. 우리가 장애에 사로잡히면 시야가 좁아져서 정서적 장애의 지성 수준으로 퇴행한다. 정서적 장애가 없을 때 시야가 넓어지고, 모든 시각으로 볼 수 있으며, 서로가 이로운 창조적인 방향을 분명히 볼 수 있다.

마치 외부 사건만으로는 정서적 장애에 빠지기에 충분하지 않기라도 하듯이, 외부 상황에 문제가 없을 때 우리는 자신을 화나게 했다고 확신하는 이야기들을 마음속에서 자꾸 되풀이한다. 10년 전 혹은 어제 누가 우리에게 한 행동을 기억하든 못하든, 마음은 이 정서적 장애를 끝도 없이 반복하여 우리를 점점 더 깊은 불만에 빠트릴 놀라운 능력이 있다.

"소음이 당신을 방해하는 게 아니라 당신이 소음을 방해한다."라는 일본 속담이 있다. 조용함을 좋아하는 나는 이 말이 무슨 뜻인지 알기 위해 오랫동안 생각해야 했다. 나는 항상 시끄러운 소리가 '조용하고 평화로운' 내 본성을 어지럽힌다고 여겼다. 이 속담은 내가 소음으로 화가 났을 때, 삶의 흐름을 방해하는 것은 소음이 아니라 나 자신이라는 사실을 아주 잘 가르쳐 주었다. 탈출구가 없는 이유는 우리가 언제나 정서적 장애의 쳇바퀴를 돌기 때문이다. 우리는 스스로 만족을 방해한다.

정서적 장애가 우리를 쉽게 옭아맬 수 있는 것처럼, 바깥세상의 화려함과 약속들도 우리의 주의를 빼앗는다. 나는 특히 한 달간 숲에서 보낸 안식 기간을 마치고 돌아왔을 때 첨단기기가 주는 흥분을 경험했다. 만족의 자리에서 자극이 주는 매혹적인 부산함으로 서서히 옮겨 가는 나 자신을 발견하고 나는 다음과 같이 썼다.

벨 소리. 그땐 그랬다. 안식 기간에는 벨이 울리지 않았다. 나를 만나려고 초인종을 누르는 사람도 없었고, 집 전화와 휴대전화 벨 소리가 듀엣으로 울리거나, 종종 컴퓨터의 '메일 트럭'에서 울리는 새 메일 알림음까지 합세해 동시에 나를 찾는 사람이 최소 세 명임을 알리지도 않았다. 하루의 시작을 알리거나 낮잠에서 깨우는 자명종 소리도 없었다.
집에 오니 벨 소리의 불협화음이 들린다. 묵상으로 점점 깊이 빠져드는 순수한 기쁨에 머물 수 있는 자연의 소리와 달리, 이 벨 소리들은 성급한 작업반장처럼 현재에 머무르는 나를 흔들어 깨우며 빨리 응답하라고 요구한다. 지금 나를 봐. 지금 대답해. 지금 해결해 줘. 그때 나는 평화로이 하던 일을 모두 잊어버리고, '벨 소리'로 주의를 돌린다. 가만 보니 나의 반응은 참을 수 없는 성가심에서 알 수 없는 성탄절 소포에 대한 흥분에 이르기까지 아주 다양했다. 누구 전화지? 누가 방금 이메일을 보냈을까? 누가 또 뭘 원하는 걸까? 자극과 요구들이 끝없이 이어지고, 나는 "지금 누가 주인이지?"라고 생각하기 시작한다. 조심하지 않으면 나는 온갖 벨 소리에 반응해 이리 뛰고 저리 뛰는 요요가 된다. 벨 소리에 답하기 위해 하던 일을 놓아 버리는 자발적 노예. 나는 자극을 원하고 벨 소리를 듣고 만족감에서 깨어나도록 훈련되고 있다. 나는 파블로프의 개가 되어 가고 있다.

우리 사회에서 만족감을 유지하기란 쉽지 않다. 만족을 느끼는 자리에 도달하고 그 자리에 머무르려면 어떻게 해야 할까? 나는 만족감에서 너무나 빨리 빠져나오는 나 자신에 흠칫 놀라기도 한다. 어느 날 오전에는 만족 속에 자리 잡는 도구로 감사가 필요함을 다시 한 번 깨달았다. 오전에 친구의 집을 방문했는데, 너무나 아름답고 전망 좋은 집을 보면서 갑자기 감정이 요동쳤고, 불만이 끓어오르기 시작했다. 꽤 오랫동안 이런 기분을 느끼지 않았지만, 그때는 달랐다. 나는 놀라울 만큼 금세 불만의 땅으로 굴러떨어지고 말았다. 내 인생은 왜 이 모양일까. 나는 왜 이 모양일까.

그날 아침에 나는 명상을 마친 뒤 좋은 기분으로 친구의 아름다운 집을 방문했다. 그런데 어째서 감정이 몹시 상하고 내 삶 전체에 불만을 품게 되었을까? 그렇게나 빨리? 짧은 순간에 질투의 아픔에 휩싸였고, 나의 아름다운 집, 풍요로운 삶, 건강하고 활기찬 몸, 사랑하는 가족, 삶에 대한 열정을 한 시간도 안 되어 잊어버렸다. 나는 결핍이라는 감옥에 스스로 갇혀 버렸다.

나는 그날 아침의 일을 찬찬히 살펴본 뒤 비밀을 알아냈다. 내 가슴에서 감사함이 빠져나갔고, 내가 끓어오르는 불만에 점령당해 버린 것이다. 그때 내 머릿속의 공식이 뒤집혔다. 내가 가진 것에 감사하고 친구의 일에 기뻐하는 대신, 감사함에서 빠져나와 부러움으로 들어갔다.

내가 감사의 비밀을 발견한 것은 오래전 고향인 캔자스시티에서 동부 몬태나 주에 있는 인구 백 명 정도의 작은 마을로 이사하고 나서였다. 그 당시 나는 요가를 할 줄 몰랐고 감사의 마음을 갈고닦은 사람도 아니었다. 바뀐 환경은 도시 여자인 나에게 가혹하게 느껴졌다. 절망의 골짜기에서 창조적이고 놀랄 만한 무언가가 도전하듯 나에게 소리쳤다. "감사해요 놀이'를 해 보자!" 나는 '감사해요 놀이'가 뭔지 몰랐지만, 사소한 것이라도 무엇이든 진심으로 감사할 만한 일을 열심히 찾기 시작했다. 내가 발견한 것은 내 세계를 송두리째 바꿔 놓았다. 얼마 지나지 않아 발걸음이 가벼워졌고, 거의 모든 것에 미소를 짓게 되었으며, 가슴에 감사함이 깃들었다. 나는 다시 활기를 되찾았고, 그 작은 마을은 매력적인 동네로 변했다.

감사를 실천하면 옹졸함과 편협함에 빠지지 않도록 보호받고 삶의 기쁨과 풍요로움에 자리 잡게 된다. 자극이 잡아당기고 마음의 소란이 손짓할 때 우리를 만족감에 강하게 뿌리내리게 하는 것은 입술에서 흘러나오는 감사함이다.

중심 지키기

불교에서는 평정심을 이야기한다. 흔들리지 않고 중심에 머무름. 큰바람에도 쓰러지지 않는 뿌리 깊은 나무처럼. 나에게는 이것이 만족의 이미지다. 이는 인생의 우여곡절에 일희일비하지 않는다는 뜻이다. 그리고 이 순간 지금 있는 것에 동의할 뿐만 아니라 실제로 이를 환영한다는 의미다. 또한 현대 사회의 온갖 소음과 요구들 속에서 평정심을 유지한다는 의미다. 만족은 이렇듯 삶에 통달하도록 우리를 초대한다. 감사와 '추구하지 않기'를 실천하면 이 지침에 뿌리내리는 데 도움이 될 수 있다.

'추구하지 않음'의 역설

산토샤에는 역설이 존재한다. 우리가 만족을 더욱 추구할수록 또는 만족이 어떤 방식으로 보이기를 원할수록, 우리는 만족에서 더욱더 멀어진다. 나는 만족을 자꾸 오해한다는 사실을 깨닫는다. 나는 늘 중심을 지키고 평온할 것이며, 삶은 늘 내게 완벽해 보일 것이라는 이미지를 마음속에 품고 있다. 내 생각에, 이는 나를 계속 속여 내가 추구하는 만족에서 멀어지게 하는 이미지다. 생각해 보라. 자신이 대단하게 느껴지고, 모든 일이 술술 풀리며, 자신을 좋아할 때는 쉽게 만족할 수 있다. 하지만 마음이 혼란스럽고 자꾸 장애에 부닥치며 지루하거나 우울할 때는 어떤가? 그럴 때는 어떻게 해야 할까?

불만족은 이 순간에 다른 게 있을 수 있다는 착각이다. 다른 것은 존재하지도 않고, 존재할 수도 없다. 이 순간은 완전하다. 다시 말해, 지루하거나 슬플 경우, 내가 지루함과 슬픔에 만족하지 않아야만 불만족을 느낄 것이다. 지루함, 슬픔, 조급함, 우울함, 실망, 상실감에도 만족하는 훈련을 계속하면 큰바람에도 쓰러지지 않는 뿌리 깊은 나무가 될 능력이 생긴다. 불만족에 만족하는 것 자체가 내면의 깊은 평온함으로 가는 입구다.

만족을 추구하지 않음의 역설은 우리가 가진 것에 감사하게 한다. 스와미 라마는 말했다. "만족은 자기의 삶과 사랑에 빠지는 것입니다." 널리 사랑받는 고전인 《오즈의 마법사》에서 도로시는 긴 여행을 떠나지만, 자신이 이미 지금 이대로 만족한다는 것을 깨닫는다. 스와미 라마의 말처럼 그녀는 자기의 삶과 사랑에 빠졌다.

산토샤 즉 만족은 순수한 기쁨으로 의무와 올바른 행동을 하는 것이다. 바로 이 순간 말고는 아무것도 존재하지 않으며 존재할 수도 없음을 진정으로 이해하는 것이다. 우리가 온전히 이 순간에 있을 때, 이 순간은 완전하다. 우리가 다른 순간에 대한 기대를 이루기 위한 수단으로 이 순간에 뭔가를 할 때, 예를 들어 운동의 순수한 기쁨보다는 몸을 어떤 식으로 만들기 위해 운동을 한다면, 만족하지 못할 것이다. 행동이 이 순간에 완료되고, 과정의 순수한 기쁨을 위해 그 과정을 즐긴다면, 행동은 존재가 되고, 존재는 만족이 된다.

불만족은 이 순간에 다른 게 있을 수 있다는 착각이다. 다른 것은 존재하지도 않고, 존재할 수도 없다. 이 순간은 완전하다.

나는 다양한 전통의 신비가들의 책에서 영감을 받는다. 내가 알게 된 것 중 하나는, 그들이 신을 어떻게 이해하든, 그들 모두 신과 사랑에 빠졌다는 것이다. 그들은 신과 연애하느라 너무 바빠서 다른 사람의 인정이 필요하지 않다.

신비가들은 언제나 만족한다. 아무도 그들을 만족에서 끄집어낼 수 없다. 그들은 사랑과 경이의 눈으로 세상을 보기에 아무것도 부족하지 않기 때문이다.

메이즈미 로쉬 선사(禪師)는 "지금 죽어서 여생을 즐기지 않겠는가?"라고 말했다. 신비가들은 자신의 욕구와 결핍, 욕망, 불안, 자극을 죽인 사람들이다. 이제 그들은 만족의 평온함 속에서 완전히 살 수 있다. 신비가들은 아무것도 부족한 것이 없고, 삶이 매 순간 완전하다는 것을 알았다. 이를 이해할 때, 우리는 만족에 잠긴다.

탐구를 위한 질문들

이 질문들을 던지며 생활하고, 시간을 내 성찰하며, 일기를 쓰면, 삶에 대한 새로운 통찰을 얻고 만족을 실천하게 됩니다. 이번 달에는 스와미 라마의 말을 음미하며 탐구의 틀을 짜 보세요.

만족은 자기의 삶과 사랑에 빠지는 것이다.

첫째 주 이번 주에는 자신이 다음 일을 준비하거나 자기의 바깥에서 만족을 찾을 때, 그렇다는 것을 알아차려 보세요. 관찰한 것을 일기에 써 보세요.

둘째 주 이번 주에는 당신이 좋아하는 것을 하려 하고 싫어하는 것을 피하려 하기 위해 얼마나 많은 에너지를 소비하는지 살펴보세요. 몸에서 꽉 붙잡는 느낌이 드는지 알아차려 보세요. 알아차린 것을 일기에 써 보세요.

셋째 주 이번 주에는 모든 정서적 장애를 책임져 보세요. 짜증나고 화났던 기억을 모두 더듬어 보세요. 불편함 속에 머무르거나 고요한 만족의 중심으로 돌아오세요(또는 불편함에 만족해 보세요).

넷째 주 이번 주에는 감사와 추구하지 않기를 연습해 보세요. 있는 그대로 매 순간에 만족해 보세요. "평생 '감사합니다.'라는 기도 하나면 충분하다."라고 했던 신비가 마이스터 에크하르트의 말을 음미해 보세요.

이번 달에는 스와미 라마의 말을 곰곰이 생각하며 자기의 삶과 사랑에 빠져 보세요.

10
타파스

마침내 축복을 발견할 때까지
용감하게 불길 속에 머물 수 있는가?

캐서린 라슨

तपस्

타파스: 자기 단련

남편은 넓은 농지에서 자랐던 어린 시절 이야기를 들려준다. 남편의 아버지는 농지를 관리하기 위해 주기적으로 그곳에 불을 질러 태웠다. 아버지는 불이 예기치 않게 번지는 일을 막기 위해 풍속이나 풍향, 일기 예보 등을 확인하며 분주하게 준비했다. 그 뒤 성냥불로 농지에 불을 붙이면 이내 그곳에 있던 모든 것이 불길에 휩싸여 사라져 갔다. 어린 남편은 이 과정을 지켜보면서, 특히 온통 까맣게 타 버린 땅을 바라보면서, 아버지가 왜 불을 지르는지 이해할 수 없었다. 그러나 몇 주가 지나면 죽은 줄 알았던 땅에서 파릇파릇 새싹이 돋아나 새 생명과 아름다움을 선사했다. 새로운 시작이었다. 풍성한 결실을 다시 한 번 보려면 추수 후 남은 것을 태워야 한다는 걸 남편은 이해하기 시작했다.

타파스는 원래 '열(熱)'을 뜻하며, 카타르시스, 금욕, 자기 수련, 영적 노력, 변화, 인내, 탈바꿈 등으로 번역될 수 있다. 타파스는 자신을 수련의 불에 '익혀서' 다른 사람으로 변화시킨다는 뜻이 있다. 타파스는 고결하고 강인한 사람이 되기 위한 단호한 노력이다. 달걀을 익히면 모양이 변하듯이 타파스는 인생의 험난함을 견딜 수 있도록 자신을 가마솥에 집어넣어 성향을 변화시키는 것이다. 타파스는 미래의 보상을 위해 일시적인 즐거움을 버리기로 마음먹고, 하루하루 몸과 마음의 좋지 않은 습관을 태워 없애는 것이다.

인도에는 극단의 고행을 하는 출가자들이 있다. 그들은 추운 한겨울에도 허리에 샅가리개만 걸친 채 세 시간 동안 앉아 있다. 세 시간 내내 머리 위에 설치된 물통에서 찬물이 떨어져 그들의 벗은 몸을 적신다. 그들은 45일 동안 쉬지 않고 이런 수행을 한다. 무더운 여름에는 몸 주위 다섯 군데에 불을 피우고, 머리 위에는 불이 든 통을 올려놓는다. 그런 다음 타는 듯한 열기 속에서 세 시간 동안 앉아 있다. 45일간 이렇게 매일 불을 피워 놓고 하루 세 시간씩 앉아 있다. 이런 수행을 하는 이유는 외부 상황이 아무리 견디기 힘들어도 흔들리거나 방해받지 않는 단단하고 확고한 내면을 단련하기 위해서다. 그들은 마음속에 어떠한 생각이나 두려움이 지나가도 가만히 머무르는 수행을 한다.

이런 고행은 우리에게 필요하지 않지만, 우리의 수행이 좀 더 깊어지는 데 자극이 될 수는 있다. 우리는 들판에 불을 지르는 들불놀이를 할 때처럼 우리의 현재 상황에서 실현할 수 있는 것, 안전한 것, 시기적절한 것에 관심을 기울일 필요가 있다. '바람을 확인'하고 나면 성냥에 불을 붙여 게으름과 이기적인 욕망을 기꺼이 불태울 수 있다. 타파스를 실천하기 위해 규칙적으로 매트 위에서 자세를 연습하든 꾸준히 이타적인

> 타파스는 고결하고 강인한 사람이 되기 위한 단호한 노력이다.

행동을 하든, 우리는 더 나은 존재가 될 기회를 자신에게 제공한다. 그리고 삶에서 '풍성한 결실'을 보기 위해 뜨거운 열기를 기꺼이 견디려 한다.

이 지침은 개인적인 노력을 의미할 뿐만 아니라, 예기치 못한 상실이나 중병으로 고통받거나, 삶을 엉망으로 만들어 버리는 듯한 고통을 만나 희망이 거의 없는 정화의 시기도 의미한다. 이는 마치 신이 바람을 확인한 뒤 불을 붙이면, 우리는 들판이 되어 불타는 것과 같다. 아버지가 들판을 태우는 모습을 지켜보던 남편처럼, 우리는 이때 왜 이런 일이 일어나는지 이해하지 못한다.

그렇지만 이 시기에 우리는 단단히 다져져 깊이 있는 사람이 된다. 우리의 찌꺼기는 불에 타 없어지고 통제나 이해를 넘어선 어떤 신비에 의해 우리는 더 겸손해지고 강인해진다. 고통과 상실, 혼란을 겪는, 형벌과도 같은 이 시기에 우리 안에서 깊은 무언가가 자리 잡는다.

영적 교사인 람 다스는 타파스라는 보석을 잘 표현했다. 생각지도 못했던 뇌졸중을 앓게 되어 심신이 쇠약해지던 그는 노화로

인해 일어나는 일들과 씨름하기 시작하면서 새로운 영적 기회를 발견했다. 그리고 뇌졸중의 경험이 자신에게는 신의 은총이었다고 말했고, 신의 사랑에 불살라진 이 경험을 '치열한 축복'이라고 표현했다.

"위기는 낭비해야 할 고약한 것이다."라고 쓰인 범퍼 스티커가 있다. 우리는 맘껏 키득거릴 수 있지만, 이 말에는 대단한 진실이 담겨 있다. 타파스는 우리의 모든 자원이 소진된 곳, 우리가 온전히 약해진 곳, 이른바 '버팀목'이 치워진 곳으로 우리를 데려간다. 가진 것이 다 소진되고 정체성이 다 소진되어 아무것도 남은 게 없는 이 자리에서 우리가 두려움 없이 경험에 마음을 열면, 새로운 힘이 생기고 새로운 성품이 탄생한다. 이는 아마도 삶이 줄 수 있는 가장 큰 선물일 것이다.

그렇지만 이 시기에 우리는 단단히 다져져 깊이 있는 사람이 된다.

샬린 웨스터맨은 이 시기에 우리가 무너지기를 선택할 수도 있고 뚫고 나가기를 선택할 수 있다고 말하는데, 정화의 위험과 가능성에 대한 정직한 설명으로 보인다. 우리는 삶에서 이러한 정화의 시기를 방지할 수도 없고, 그 형태나 결과를 알 수도 없다. 하지만 매일의 수행, 불쾌함에 머무르는 능력 키우기, 작고 사소한 일상의 선택을 통해 그런 시기에 대비할 수는 있다.

사카자웨어 호수 근처에 살 때 나는 인적 없는 길을 혼자 오래 산책할 수 있는 복을 누렸다. 어느 날에는 호수 강둑을 따라 만들어진 커다란 왜가리 둥지들을 발견했다. 그 후로는 산책길에 항상 둥지를 들렀고, 나중에 새들은 그런 나를 무리의 일원으로 받아들여 주었다. 나는 왜가리가 알을 낳아 품는 모습, 새끼 새가 이제는 감옥이 되어 버린 알을 어렵사리 까고 나오는 모습을 구경할 수 있었다. 이 새끼 새들이 보살핌을 받고 먹이를 받아먹는 모습, 솜털이 보송보송한 새끼 새들이 자라서 왜가리가 되는 모습도 보았다. 그리고 마침내 그 왜가리들이 비행하는 연습을 지켜볼 수 있었다.

나는 새가 완벽하게 나는 법을 저절로 알지 못하리라고는 상상하지도 못했다. 내가 본 것은 실수투성이의 코미디였다. 부모 새는 새끼들에게 스스로 나는 법을 가르치려는 듯, 새끼 새들을 그대로 놓아두고 날아올랐다(하지만 너무 멀리 가지는 않으면서). 용감한 새끼 새들은 날개를 펴서 둥지 조금 위까지 날았다. 그러더니 점점 더 용감해져서 둥지를 떠나 날아올라 바람을 가른 뒤 착륙을 시도하려고 했다. 새들은 둥지에 내려앉으려 계속 시도했지만, 아이고 저런! 판단이 서툴러 실패를 거듭했다. 내 평생 그렇게 크게 웃은 적도, 훌륭한 비행 연습을 보고 그토록 감동한 적도 없는 것 같다.

어린 새들이 나는 법을 배우듯 우리가 걷는 법을 배워야 했다는 사실을 우리는 잊어버린다. 우리는 자신이 얼마나 많이 넘어졌는지를 잊어버린다. 무슨 일이든 연습이 필요하다는 사실을 잊어버린다. 레이 찰스는 유명한 피아니스트가 된 뒤, 아직도 연주회를 준비하기 위해 연습하느냐는 질문을 받았다. 그는 음계가 손에 익어야 무슨 곡이든 칠 수 있어서 매일 음계 연습을 한다고 대답했다. 이 질문은 우리에게도 해당한다. 우리는 무엇을 연습하고 있는가? 자신에게 마지막으로 이 질문을 던진 게 언제인가?

손녀 티아나는 세 살 때 가수와 무용가가 되고 싶었다. 티아나는 놀지도 않고, 가장 좋아하는 가수의 노래와 몸동작, 댄스 스텝을 흉내 내며 몇 시간이고 연습에 열중했고, 마침내 완벽한 공연을 선보여 우리를 기쁘게 했다. 그 아이는 미래에 무엇이 되려면 지금 노력해야 한다는 것을 이해했다.

요가에서는 매일 하는 수행을 사다나(Sadhana) 라고 부른다.

---

* 사다나는 영적인 수행을 의미한다. 사다나는 수행 자체가 성취라는 이중적인 측면을 내포한다. 물방울이 바위를 뚫듯이 오랫동안 연습을 반복하면 변화와 성취가 찾아온다. 사다나는 꾸준히 매일 수행하는 것이다.

사다나는 우리 안에 쌓인 오래된 찌꺼기가 제거될 수 있는 자리에 들어가는 훈련이며, 자신에게 작은 들불을 놓는 것과 같다. 먹는 음식의 양과 종류에 주의를 기울일 때, 걷기, 요가, 다른 활동을 통해 몸을 움직이고 운동할 때, 정신 능력을 기르고 같은 뜻을 가진 사람들과 경전을 공부할 때, 우리는 이 과정에 참여한다. 이 과정을 통해 군살과 게으른 습관이 사라지며, 심장과 몸이 충분한 운동을 하게 되고, 마음이 새로워지며, 영혼의 소리에 귀를 기울이게 된다. 파타비 조이스가 말하듯이, "수련하라. 그러면 모든 것이 주어질 것이다."

아씨시의 성자 프란체스코는 그의 유명한 기도에서 모든 사람이 변화할 수 있음을 웅변한다.

주님, 저를 평화의 도구로 삼으소서.
미움이 있는 곳에 사랑을,
상처가 있는 곳에 용서를,
의심이 있는 곳에 믿음을,
절망이 있는 곳에 희망을,
어둠이 있는 곳에 빛을,
슬픔이 있는 곳에 기쁨을.

이 기도문은 미워하는 사람에서 사랑하는 사람으로, 평화를 방해하는 사람에서 평화를 가져오는 사람으로 우리를 변모시켜 달라는 간청이다. 이는 타파스의 기도이며, 다른 방식으로 살아가도록 우리를 초대한다.

머무르는 힘, 타파스

성서에서 내가 가장 좋아하는 이야기 중 하나는 야곱이 천사와 씨름하는 대목이다.* 그전에 야곱은 힘겨운 하루를 보냈다. 사실 그는 형을 속여 장자권을 빼앗고 외삼촌 라반의 집으로 멀리 도망간 뒤로 힘든 나날을 보냈다. 20년이 흐른 뒤 야곱은 부인들, 자녀들, 가축을 데리고 고향집으로 돌아온다. 고향집 가까이에 왔을 때 그는 멀리 수백 명의 무사를 데리고 온 형을 보았다. 자신이 속였던 형이었다. 그는 사태의 심각성을 알아차렸다.

엎친 데 덮친 격으로 야곱에게 또 다른 위기가 찾아왔다. 그가 물가에 천막을 치고 홀로 잠을 청하는데 낯선 사람이 나타나 씨름을 하자고 덤볐다. "맙소사, 왜 또 이런 일이!"라고 말하는 야곱의 목소리가 들리는 듯하다. 야곱은 맞서 싸울 수밖에 없었고, 씨름은 밤새도록 계속되었다. 무엇보다도 야곱이 얼마나 진이 빠졌을까.

동틀 무렵 야곱은 상대가 위대한 존재임을 알아차렸다. 그는 밤새도록 야곱을 데리고 놀 수 있을 만큼 대단한 힘을 가진 강한

---

* 　성서에서는 이 이야기를 '천사와 씨름하는 야곱'이라고 부르지만, 우리는 이 존재가 누구인지 확실히 알지 못한다.

존재였다. 이때 야곱은 두려움에 떨며 걸음아 날 살려라 도망가지 않고 놀라운 행동을 했다. 그는 이 존재를 붙잡고 축복을 간청한다. 이 존재의 힘을 잘 아는 야곱은 그를 붙잡고 놓지 않았다. 밤새도록 야곱과 씨름한 존재는 야곱에게 축복을 내렸고, 그에게 이스라엘* 이라는 이름을 새로 주었으며, 야곱은 이후 세상에 영향을 끼칠 위대한 민족의 지도자이자 위대한 사람이 될 운명을 받게 되었다.

그런데 성경에서 이 대목은 모호하다. 당시 야곱은 싸우는 상대가 누구인지 모르고, 우리도 알지 못한다. 그는 사람일까, 천사일까, 초자연적 존재일까, 신일까, 사탄일까? 자신을 움켜쥔 존재가 사람인지 무엇인지 모르는 야곱은 계속 견뎌 낸 끝에 축복을 받았다.

우리는 자신이 누구의 손아귀에 잡혀 있는지조차 알지 못할 때가 많다. 그것은 어둡고 우리가 당해 낼 수 없는 힘을 가진 것 같다. 알 수 없고 감당하기 힘들어 보이는 다음 순간을 어떻게 헤쳐 나가야 할지 모를 때, 우리는 야곱처럼 견딜 수 있을까? 우리는 자신을 움켜쥔 존재를 붙잡아, 되레 그것을 움켜쥐고, 어떻게든 축복을 받을 때까지 놓아주지 않을 수 있을까? 우리는 불 속에 머무르는 능력을 기를 수 있을까? 그래서 우리를 아프게 하고

---

* '이스라엘'이라는 이름은 '신과 겨루었고 사람과 겨루어 이긴 사람'이라는 뜻이다.

고통스럽게 하는 바로 그것으로 인해 축복을 받을 때까지 자신이 불살라지도록 허용할 수 있을까?

이때 야곱은 축복만을 받은 것이 아니었다. 씨름하는 동안 그 존재가 야곱의 엉덩이뼈를 치는 바람에 그는 탈골이 되었다. 야곱은 평생 다리를 절었다. 정화는 우리를 치고 흉터를 남긴다. 우리는 축복과 함께 부상도 얻는다.

십자가의 성 요한은 〈영혼의 어두운 밤〉이라는 자신의 논문에 타파스에 관해 의미 있는 글을 썼다. 그는 자유로운 시각을 가진 탓에 수도원에 투옥되어 동료 수사들에게 극심한 징계와 학대를 경험하면서 정화의 혹독함을 알게 되었다. 논문에서 그는 불에 던져진 장작을 예로 들며 불로 인해 변화하는 과정을 설명했다. 그는 장작이 처음에는 불과 엄연히 구별되며 불순물이 묻었을 경우 악취가 나기 시작한다고 말한다. 하지만 얼마 후에 장작은 점점 불처럼 보이다가 결국에는 불이 되어 버린다.

이 사건의 후유증으로 평생 건강이 좋지 않았던 십자가의 성 요한은 야곱처럼 축복과 '절뚝거림'을 모두 알았다. 또한, 어두운 정화의 밤이 그를 선택해 신의 품으로 데려갔기 때문에 그는 신과 끊임없이 교감했다. 타파스는 두려워 달아나는 대신 미지와 불쾌함에 머무르는 능력을 키운다. 타파스는 기꺼이 자신을 불살라 축복받으려는 마음이다.

타파스는 선택

친구가 8년간 함께 살던 남자와 헤어졌다는 소식을 전했다. 이별과 동시에 그녀는 직장을 옮겨 다른 도시로 이사했다. 그녀에게는 쉽지 않은 변화였다. 친구는 이렇게 썼다.

"처음에는 끝났다는 게 실감이 나지 않았어. 그저 숨이 안 쉬어지고 음식이 넘어가지 않았지. 공포와 불안이 엄습했고 마음이 꽁꽁 얼어붙은 것 같았어. 그래서 내 삶의 혹독한 시기를 헤쳐 나가도록 도울 수 있는 뭔가를 찾아야 했지. 그도 비슷한 변화를 겪었어. 그 역시 나와 헤어진 후 다른 도시로 이직했어. 그도 이 혹독한 변화의 시기를 헤쳐 나가려면 뭔가를 찾아야 했으니까. 나는 요가를 만나 수련에 매진하고 윗몸 일으키기를 매일 200회씩 했어. 그는 음주와 흡연, 문란한 행동을 선택했고. 그해 말에 우리의 결과는 완전 딴판이었지. 나는 내 중심에서 나오는 듯한 고요한 힘을 얻었지만, 그는 분열되고 소진되어 걷잡을 수 없이 망가져 버렸어."

위 이야기는 위기의 시기에 우리가 어떠한 선택을 할 수 있

타파스는 기꺼이 자신을 불살라 축복받으려는 마음이다.

는지를 보여 준다. 음주나 흡연을 하거나 도망가지 않고 내 친구처럼 내면 깊이 힘을 키우는 쪽을 선택할 수 있다면, 새로운 가능성을 만날 것이다. 아동기에서 성인기로 급변하는 질풍노도의 10대 시절처럼 위기는 우리를 집어 들어 다른 쪽에 떨어뜨린다. 우리는 이 과정을 신뢰해야 할까, 숨어 버려야 할까?

아동기에서 성인기로 급변하는 질풍노도의 10대 시절처럼 위기는 우리를 집어 들어 다른 쪽에 떨어뜨린다. 우리는 이 과정을 신뢰해야 할까, 숨어 버려야 할까?

매 순간은 올바른 행동을 분명하게 선택할 기회다. 불 속으로 들어갈 때를 준비하는 선택들은 즉각적인 만족과 즐거움을 거부하는 선택인 경우가 많다. 내면의 목소리에 귀를 기울이고, 알 수 없는 것, 불쾌한 것, 때로는 슬픔과 고통 속에 머무를 때, 우리는 타파스의 이로움과 축복을 누릴 준비를 하는 중이다.

타파스라는 훈련은 우리를 아주 깊고 심오한 사람으로 빚어 간다. 우리는 우리를 해체해 영원히 변화시키는 불의 열기를 견딜 수 있을까? 우리는 수련, 머무르는 힘, 선택을 통해 매일 자신을 준비시킬 수 있을까? 정직하게 불 속에 머무를 수 있을까? 축복을 위해 이 과정을 견더 낼 수 있을까?

탐구를 위한 질문들

이 질문들을 던지며 생활하고, 시간을 내 성찰하며, 일기를 쓰면, 삶에 대한 새로운 통찰을 얻고 자기 단련을 실천하게 됩니다. 이번 달에는 신비가 루미의 말을 음미하며 탐구의 틀을 짜 보세요.

> 당신이 신의 친구라면
> 불은 당신의 물이다.
> 나방의 날개 수십만 쌍을 갖고 싶어 하라.
> 하룻밤에 한 쌍씩 태워 없애도록.
> 나방은 빛을 보고 불 속으로 날아든다.
> 당신은 불을 보고
> 빛을 향해 가야 한다.
> 불은 신이 세상을 불사르는 수단이다

첫째 주 당신의 삶에서 정화의 시기가 언제였는지 기억해 보세요. 이때 당신이 어떻게 변화했나요? 당신이 고통을 피해 달아났던 시기, 겁내지 않고 불 속에 머물면서 축복을 기다린 시기를 기억해 보세요.

둘째 주 이번 주에는 영양이 풍부한 식사나 명상, 묵상, 또는 자기 본질의 성품에 좋은 영향을 주는 것을 수행해 보세요. 당신은 열정을 갖고 열기 속으로 들어갈 수 있나요?

셋째 주 이번 주에는 불쾌한 상황에서 1분만 더 머무르는 연습을 하세요. 당신은 불쾌함의 열기를 견딜 수 있나요? 열기가 당신의 판단과 의견, 기대를 불태우게 할 수 있나요?

넷째 주 이번 주에는 일상의 선택에 주의를 기울여 보세요. 당신은 마음대로 하고 싶은 것을 하나요, 아니면 강인함과 고결함을 키우는 선택을 하나요? 내면의 목소리에 귀를 기울여 인생의 열기를 준비하는 쪽을 선택하세요.

이번 달에는 루미의 말을 되새기며 기꺼이 열을 맞이하세요.

자신을 잘 알면
온전함과 위대함 속으로
들어갈 것이다.
캐서린 라슨

स्वाध्याय

스와디야야: 자기 탐구

초등학교 시절, 오빠와 나는 매년 성탄절에 엉뚱한 선물로 사랑하는 아빠를 깜짝 놀라게 해 주기로 마음먹었다. 어느 해 우리는 아기를 봐주거나 선물로 받은 돈을 성탄절 때까지 모두 모았다. 그 뒤 엄마에게 보석 가게 앞에 내려 달라고 부탁한 뒤, 우리가 가진 돈으로 살 수 있는 가장 아름다운 다이아몬드 반지를 샀다. 날아갈 듯 기뻤다.

집에 돌아온 우리는 이 선물을 특별하게 포장하기로 했다. 그리고 선물 상자를 크기별로 정확히 7개를 마련해서 가장 작은 상자에 다이아몬드 반지를 넣은 다음, 좀 더 큰 상자로 이 상자를 포장하고, 또 좀 더 큰 상자로 포장하는 식으로 겹겹이 포장을 해서 아주 큰 선물 상자를 만들었다.

성탄절이 다가왔을 때 오빠와 나는 한껏 들떠 있었다. 우리가 일 년 내내 준비한 특별 선물을 아빠께 드리는 날이었으니까. 아빠가 선물 상자를 풀자 상자가 또 있었고, 다음 상자, 또 다음 상자가 계속 나왔다. 아빠는 우리에게 제대로 속았다는 걸 알아채고, 희비가 엇갈린 표정을 흉내 내며 '내가 졌다!'라는 몸짓을 했다. 마지막 상자까지 왔을 때 아빠는 이 상자가 비어 있을 거라고 확신했다. 하지만 아빠의 예상은 빗나갔다. 아빠를 숭배하는 두 아이의 사랑으로 마련한, 아름답게 빛나는 다이아몬드 반지를 본 아빠의 표정을 우리는 평생 잊지 못할 것이다.

요가 수행자들의 가르침에 따르면, 우리 인간은 이 다이아몬드 반지처럼 포장되어 있다. 우리 존재의 가장 깊은 중심에서, 우리는 신성한 의식이다. 이 순수 의식인 우리는 경험과 조건화, 믿음 체계의 '상자들'로 겹겹이 포장되어 있다. 이 상자들은 우리가 느끼는 정체성, 진실이라고 믿는 것, 좋아하고 싫어하는 것, 두려움과 상상 같은 것들이다. 이 상자들은 우리가 속한 나라, 문화, 성별, 동네, 조상, 가족의 역사, 단체와 개인적인 경험에 영향을 받는다.

동양에도 이러한 포장을 비유한 우화가 있다. 막 인간을 창조한 신은 곧 자신이 큰 실수를 저질렀음을 깨달았다. 도움을 얻기 위해 원로 위원회를 소집한 신은 원로들에게 말했다. "내가 방금 인간을 창조했는데 어찌해야 할지 모르겠소. 그들이 나에게 끊임없이 뭔가를 원하는 통에 도대체 쉴 수가 없을 지경이오." 신의 고충을 듣고 원로들은 에베레스트 산이나 달, 혹은 땅속 깊이 숨어 버리면 되지 않겠느냐고 조언했다. 신은 이런 제안을 듣고 절망하여 말했다. "소용없는 일이오. 인간들은 수완이 좋아서 결국 나를 찾아내고야 말 거요." 그러자 한 원로가 신에게 다가가 귓속 말로 속삭였다. 신은 기뻐하며 외쳤다. "옳거니, 내가 사람들의 내면에 숨으면 되겠구려. 거기 있으면 찾아내지 못할 테니!"

요기(요가 수행자)들은 우리가 고통을 겪는 이유는 자신이 누구인지 잊어버렸기 때문이라고 말한다. 우리는 자신을 포장 상자들이라고 여기며, 사실 참된 자기는 그 상자들 안에 '숨어 있는' 신이라는 사실을 망각한다. 스와디야야 즉 자기 탐구는 우리가 신임을 알고, 우리를 감싼 포장 상자들을 이해하는 과정이다. 우리는 자신이 투사하는 바를 관찰함으로써, 자신의 반응을 역추적하여 그런 반응을 보이는 원인인 믿음을 파악함으로써, 용감하게 삶을 있는 그대로 바라봄으로써, 우리를 감싼 포장 상자들을 알아 갈 수 있다. 자신을 알고, 자신을 포장한 상자들이 무엇인지 아는 이 과정은 자유로 향하는 길이 된다. 자신을 에고 자아('상자들')로부터 '보는 자'로, 그리고 결국 참된 정체성인 신성(神性)으로 인식하는 능력은 자기 탐구라는 보석이 주는 기쁨이다.

스와디야야 즉 자기 탐구는 우리가 신임을 알고, 우리를 감싼 포장 상자들을 이해하는 과정이다. 자신을 알고, 자신을 포장한 상자들이 무엇인지 아는 이 과정은 자유로 향하는 길이 된다.

지금 이 실험을 해 보라. 생각하지 말고 머릿속에 곧바로 떠오르는 세상의 이미지 다섯 가지를 얼른 적어 보라. 이제 당신이 쓴 것을 보라. 당신이 세상을 묘사하기 위해 사용한 표현들 하나하나가 세상이 아닌 당신 자신에 관해 더 많은 것을 알려 줄 것이다. 당신이 방금 쓴 것은 자신의 믿음들, 자기 자신, 자기의 삶을 어떻게 형성해 가는지 파악할 수 있는 실마리들이다. 당신이 세상과 타인, 사건, 삶에 대해 내뱉는 모든 의견은 자기 자신을 반영하고 자기 내면의 풍경을 드러낸다. 세상은 당신의 자서전이다.

다시 영화 〈쿵후〉로 돌아가 보자. 어린 케인이 작은 연못의 물고기들을 바라보고 있는데, 스승이 이 모습을 보게 된다. 스승은 케인에게 "연못에 물고기가 몇 마리 있느냐?"라고 묻는다. 케인은 "12마리입니다, 스승님."이라고 대답한다. 스승은 다시 "맞다. 그러면 연못은 몇 개냐?"라고 묻는다. 답이 빤해 보이는 질문에 어리둥절한 케인은 "한 개입니다."라고 대답한다. 스승은 "아니다. 12개다. 물고기도 12마리, 연못도 12개다."라고 대답한다. 좀 전의 실험으로 돌아가, 우리가 한 방에 가득 모인 500명에게 실험을 했다면, 500개의 다른 대답이 나왔을 것이다. 모두 자

> 우리 안에 사랑이나 미움이 없다면 우리는 어떤 사람이나 세상의 어떤 점을 사랑하거나 미워할 수 없다.

기만의 세상을 묘사했을 테니까 말이다. 500명의 사람에게는 500개의 세상이 존재한다.

세상과 타인은 우리가 보는 것을 비추어 줄 뿐이다. 이는 마치 우리가 어디를 보건 우리를 비추는 거울이 있는 것과 같다. 우리 안에 사랑이나 미움이 없다면 우리는 어떤 사람이나 세상의 어떤 점을 사랑하거나 미워할 수 없다. 세상은 당신이 보는 것을 보여 준다. 당신이 보는 것에 관한 이야기를 바꾸어 본 뒤, 이 말이 진실한지 실험해 보라. 당신의 이야기에 맞추어 세상이 변한다는 것을 알아차릴 것이다.

불교에서는 우리가 죽을 때 우주도 죽는다고 말한다. 우리가 자기만의 작은 현실 세계를 만들었기 때문이다. 이 순간, 타인, 자신, 삶에 대해 자신이 어떻게 이야기하는지 꾸준히 관심을 기울이기 시작하면, 자신을 포장해 나만의 작은 우주를 창조하는 '상자들'이 보이기 시작할 것이다. 당신이 내뱉는 모든 이야기는 당신이 좋아하는, 좋아하지 않는, 보지 못하는, 아직 받아들이지 못하는 자기 자신의 일부를 비추어 준다.

거슬러 추적하기

대개 우리는 어떤 부조화가 일어나지 않는 한, 자신의 믿음이나 조건화를 알아채지 못한다. 부조화가 일어날 때는 우리가 의식적으로든 무의식적으로든 붙들고 있는 믿음을 추적할 기회다. 자신을 돌아보며 부조화의 원인을 추적하다 보면, 자신을 포장한 상자를 푸는 데 도움을 받을 수 있다.

예를 들어, 어린 시절 우리 집에서는 형제끼리 싸우는 것이 허락되지 않았다. 우리 집의 가훈은 사랑이었고, 사랑은 절대로 싸우지 않는 것을 의미했다. 나는 성인이 되어서도 무의식적으로 이 믿음 체계를 지니고 있었다. 그래서 누가 싸우는 걸 보면 그것이 잘못이라고 판단하고 사랑이 없다는 의미로 해석했다. 나중에는 싸움에 대한 나의 판단을 지켜보면서 그 근원을 추적해 들어갔고, 마침내 어린 시절의 그 믿음을 발견했다. 그리고 어떤 사람들은 싸움으로 사랑을 표현하기도 하며, 싸움이 꼭 '잘못'은 아니라는 것을 이해하기 시작했다. 사람마다 사랑과 애정을 표현하는 방식이 다르다는 것을 이해하게 되었다. 또한 '사랑은 싸우지 않는 것'이라는 믿음 속에 단단히 포장된 채 머무르는 대신, 사랑의 새로운 측면을 배웠다.

최근에 나는 신발을 벗고 들어가는 명상 센터에 간 적이 있다. 휴식 시간에 신발을 신으려고 보니 내 신발이 보이지 않았다. 조금 이따가 보니 어떤 여자가 내 신발을 신고 있었다. 기분이 언짢았다. 그런데 그녀가 내 신발을 신었다는 사실 자체가 기분 나쁜 것은 아니었기에 무엇이 나를 불쾌하게 했는지 내 마음을 추적해 들어갔다. 나는 그녀가 내 신발을 신어도 되는지 정중히 허락을 구하지 않았기 때문에 화가 났음을 알아차렸다. 어릴 때 나는 무언가를 가져가기 전에 반드시 "가져가도 될까요?" 혹은 "감사합니다."라고 말해야 했고, 이 말을 까먹으면 혼났다. 흥미롭게도 그녀가 내 신발을 신은 것은 괜찮았지만, 내가 화난 이유는 그녀가 내 믿음 체계에서 '옳다'고 믿는 행동을 하지 않았기 때문이다. 이 일을 통해 '살펴보지 않은 믿음'의 힘을 알 수 있었다.

조건화와 믿음 체계의 형성은 어릴 적에 아주 일찍 시작된다. 최근에 나는 학교에서 수업을 마치고 우르르 몰려나오는 어린아이들을 보았다. 한 아이가 "드디어 자유다!!"라고 소리쳤다. 나는 빙그레 웃었지만, 이 아이의 믿음 체계가 어떤 식으로 발전해서 이 아이의 인생에 어떤 영향을 미칠지 절로 궁금해졌다. 우리는 어린 시절에 가족의 생활양식을 받아들이고 문화적 규범에 따라 특정한 행동 양식을 형성한다. 이러한 어린 시절의 조건화는 계속 진행되어 우리 깊숙이 자리 잡아 우리 정체성의 조각들을 형성한다. 여기에 각자의 인생 경험에 대한 반응이 더해져서 우리는 여러 겹으로 깔끔히 포장된다.

부조화가 발생하면 우리는 대개 외부 요인들을 탓하며 자기

> 내가 화난 이유는 그녀가 내 믿음 체계에서 '옳다'고 믿는 행동을 하지 않았기 때문이다.

생각이나 느낌을 정당화한다. 우리가 용기 있게 부조화의 원인을 자기 안에서 찾기 시작한다면, 상자가 풀리면서 많은 자유가 열려 우리의 참된 본질에 더 가까이 다가갈 수 있다. 자신을 파고 들어가면, '……해야 해', '……이어야 해', '……은 틀렸고, ……은 옳아'라는 믿음 체계가 풀리기 시작한다.

앤서니 드 멜로는 이러한 믿음 체계를 '현실 모델'이라고 부른다. 그는 "우리는 사람이나 상황이 우리 기대에 부응하면 행복하지만, 그렇지 않으면 불행하다. 우리를 실망시키는 것은 사람이나 사건이 아니라 우리의 현실 모델이다. 나의 행복과 실망을 결정하는 것은 나의 현실 모델이다."라고 말한다. 우리는 믿음 체계와 조건화의 상자에 자신을 포장하고, 무언가가 우리의 체계에 맞지 않으면 상자를 '푸는' 대신 우리의 체계를 정당화하기 위해 온 힘을 다해 싸운다. 달리 표현하면, 우리가 믿음 체계를 사수하기 위해 싸운다면, 아빠가 포장된 성탄절 선물을 그대로 간직하고 싶어 상자를 풀지 않는 것처럼 무의미한 일이다.

풀리기를 기다리는 선물 상자처럼, 인생의 모든 사건은 우리 스스로 포장한 상자의 진실을 알게 되는 귀중한 기회다. 특히 '견디기 힘든' 사건들이나 우리를 '미치게 하는' 골치 아픈 일들은 일생일대의 기회일 가능성이 크다. 앤서니 드 멜로는 이를 두고 다음과 같이 썼다. "내 마음이 불편할 때면 나에게 뭔가 문제가 있는 것이다. 내가 상황에 준비되지 않았고, 뭔가 어긋나 있으며, 무엇에 저항한다는 의미다. 이것이 무엇인지 발견할 수 있다면, 영적 성장의 길이 열릴 것이다."

바라보기를 두려워하지 마라

우리는 눈을 크게 뜨고 가슴을 활짝 열어 우리가 경험하는 모든 부조화의 파문을 바라보아야 한다. 이 책을 쓰는 동안에 학교 총기 난사 사건이 또 발생했다. 유례없이 흉악한 사건이었다. 세상은 고통과 괴로움, 끔찍한 행동으로 가득하다. 내 삶의 기억을 더듬어 보니, 내 가슴을 움직여 연민에서 우러나온 행동을 하게 한 것은 기아로 죽어 가는 아프리카 아이들, 베트남 전쟁에서 일어난 병사 학살, 희망을 상실한 니카라과 어머니들의 얼굴이 담긴 사진이었다. 우리가 이러한 모습과 현실을 외면한다면, 우리의 가슴이 어떻게 성장할 수 있겠는가? 만약 우리가 눈을 감아 버린다면, 우리의 삶은 잘못된 토대 위에 놓이게 된다. 우리는 바라보기를 두려워하지 말아야 한다.

> 우리는 눈을 크게 뜨고 가슴을 활짝 열어 우리가 경험하는 모든 부조화의 파문을 바라보아야 한다.

　제3세계의 나라들을 여행하면서 나는 그들이 거의 숨기지 않는다는 것을 알게 되었다. 이들은 우리와 달리 나이 들고 병들고 죽어 가는 사람들을 격려하지 않는다. 스와디야야라는 지침은 우리 자신에게도 숨기지 말라고, 우리 자신의 불쾌한 부분도 외면하지 말고 거기에도 신이 살고 있음을 알아차리면서 친절과 연민으로 포용하라고 한다.

어느 인터뷰에서 기자가 간디에게 압제자에게 격분한 적이 있느냐고 물었다. 간디는 아니라고, 자기의 내면에 무엇이 존재하는지 알기에 그러지 않았다고 대답했다. 그는 자기의 내면에 가득 찬 감정을 용감하게 바라보았고, 자기 내면을 두려움 없이 바라보았기에 친절과 연민에 뿌리를 둔 용기를 유지할 수 있었다. 자기의 내면을 부인하면 자기의 온전한 현실과 단절된다는 것을 간디는 알고 있었다.

체로키족 우화 중에 할아버지가 손자에게 우리 마음속에 늑대와 양이 함께 살고 있다고 말하는 대목이 있다. 손자가 어떻게 해야 하느냐고 묻자, 할아버지는 "양에게 먹이를 주면 된단다."라고 대답한다. 이 이야기는 우리 안에 무엇이 있는지를 잘 알려 준다. 우리는 내면의 늑대를 존중해야 한다. 그러지 않으면 자기만 옳다는 생각에 빠져 늑대에게 잡아먹히기 쉽다. 우리가 무엇이든 내면에 있는 것을 마치 없는 것처럼 여기면, 그것은 우리를 악용할 것이다. 우리는 양에게 먹이를 주어, 자신과 타인에게 더 따뜻하고 친절한 사람으로 성장할 수 있다. 우리 안에 있는 이기심과 탐욕, 화를 기꺼이 바라보되, 좋은 것들에 먹이를 주어야 한다.

에고의 역할

에고는 자기를 '나'로 조직하는 마음의 기능이다. 에고는 나쁜 게 아니다. 에고가 없다면 우리는 존재하지 않을 것이다. 에고는 감각을 통해 알아차리는 어떤 사건을 개인적인 일로 받아들인다. 예를 들어, 감각은 개가 짖는다는 정보를 받아들인다. 에고는 "나는 개가 짖는 소리를 들어."라고 말하여 이 사건을 개인적인 일로 받아들인다. 그 뒤 이 메시지는 이 사건에 대한 우리의 가치 판단과 엉킨다. 우리는 과거 경험을 바탕으로 개 짖는 소리에 관한 의견을 가지게 될 것이다. 나는 개한테 공격당한 과거의 경험 때문에 개 짖는 소리에 짜증이 나거나 공포에 떨 수도 있다. 또는 어린 시절 귀여워했던 반려동물이 생각나서 개에게 달려갈 수도 있다. 이러한 예를 통해 우리는 에고가 어떻게 어떤 중립적인 경험을 '나의 경험'으로 만들어 소유권을 가져간 뒤, 그 경험을 과거의 경험 상자에서 꺼낸 색으로 물들이는지를 볼 수 있다.

위의 과정은 마음이 어떻게 분리의 경험을 하도록 고안되어 있는지를 보여 준다. 우리가 공원에서 산책하고, 초콜릿을 맛보고, 친구와 통화하는 경험을 하게 해 주는 것은 바로 에고다. 그런데 에고가 자아를 조직하는 자기의 기능을 망각하고 자기가 보스라고 믿어 버리면, 복잡한 문제가 생겨 버린다. 이런 일이 일어 나면 우리는 분리된 '나'에 갇혀, 자신의 믿음 체계를 현실 모델로 만들어 버린다. 믿음 체계는 옳거나 그른 것이 아니지만, 우리를 제약한다. 이러한 제약을 자신과 동일시할 때 우리는 오래된 습 관을 작동시켜 자신보다 못한 사람이 되는 데에 동의한다.

믿음 체계의 상자들을 푸는 동안 강렬하고 종종 고통스러운 감정들이 풀려날 수 있다. 이런 감정들은 대개 우리가 현실을 구 축하기 위해 무의식적으로 사용했던 기억과 관련이 있다. 여행에 서 돌아오면 여행 가방에서 물건을 하나씩 꺼내면서 살펴보듯이, 내면의 상자들을 하나씩 바라보고, 우리를 겹겹이 둘러싸게 한 경험의 숨은 감정들을 바라보아야 한다. 내 경험에 따르면, 이런 감정들이 풀려나는 경험은 상당히 불쾌할 수 있으며 때로는 오물 속에서 헤엄치는 것처럼 느껴지기도 한다. 그러나 그 순간에는 좌절하게 되는 경험이 실제로는 정화와 해방, 풀려남일 때가 많 음을 나는 안다.

성장의 길은 직선이 아니다. 성장은 우리의 생각과는 다르게 이루어진다. 사실, 성장이 어떻게 이루어질 것이라는 우리의 믿 음 체계가 우리의 성장을 방해할 때가 많다. 우리가 안다고 생각 하는 것이 우리의 탐구와 질문을 가로막는다. 불교에서는 초심을 지키라고 말한다. 우리가 알지 못함을 알라고 한다. 배움과 깨달음의 문을 여는 것은 바로 이러한 겸손이다.

삶에서 지켜보는 능력은 에고의 한계를 넘어서고 그 이상의 무엇이 있음을 발견하는 능력이다. 그것은 자신이 영혼임을 깨닫는 것이며, 에고가 그 자체의 기능이 아니라 영혼의 기능이 되도록 에고를 닦는 것이다. 스와미 베다는 말한다. "강이 거대한 바다가 되려면 둑이라는 자기의 한계를 포기해야 한다. 은총이라는 다이아몬드를 얻으려면 에고의 싸구려 장신구를 과감히 벗어 던져야 한다." 이 과정은 지켜보는 능력을 키우는 데서 시작된다.

믿음 체계의 상자들을 푸는 동안 강렬하고 종종 고통스러운 감정들이 풀려날 수 있다.

지켜보기의 힘

손자 타이슨이 아장아장 걸을 때였다. 타이슨은 부모의 말에 따르고 싶지 않을 때면 곧바로 자기의 정체성을 3인칭으로 바꾸곤 했다. 평소에는 언제나 '나'였지만, 원하지 않는 일을 해야 할 때만큼은 '그'가 되었다. 아빠가 잠자리에 들 시간이라고 말하면 타이슨은 "그는 자고 싶지 않아."라고 대답했다. 그러고 나서 자신을 동일시하지 않는 한, 아빠의 말을 따를 필요가 없다고 굳게 믿으며 놀이를 계속했다.

'나'와 '그' 사이를 왔다 갔다 하는 타이슨의 행동은 무척 재미

있을 뿐 아니라 놀랍기도 했다. 타이슨은 그 어린 나이에 자기 자신과 거리를 두는 힘을 이해했다. 이렇게 자기 자신과 거리를 두고 지켜볼 때 우리는 자신이 현실을 어떻게 만드는지 보기 시작한다. 그리고 역설적으로, 우리의 믿음 체계가 우리를 지배하는 힘을 잃기 시작한다.

　　문화적으로 우리는 자신(과 다른 사람들)을 끊임없이 분석하고 고치도록 교육받았다. 나 자신을 지켜보고 다른 사람들의 이야기를 들어보면, 이는 기본적으로 사실인 것 같다. 나는 항상 이런 말을 듣는다. "나는 이 점만 고치면 괜찮을 거예요", "나의 이런 점은 좋지 않지만, 고치려고 노력하고 있어요." 우리는 모두 강박적으로 자신을 고치려 하고, 우리의 관심은 온통 자신의 결점에 집중되는 것 같다.

　　서구 문화에서는 거의 모든 것을 분석하고 수정하고 제어하는 경향이 있다. 만약 자신이나 자기 삶의 어떤 점을 좋아하지 않으면, 우리는 무엇이 문제인지 알아내어 고치려 들고, 자신이 좋아하는 방식을 유지하려고 한다. 동양 사상은 이해한 다음에 고쳐야 한다고 가르친다는 점에서 서양의 방식과 다르다. 이 지점에서 동양 사상의 '지켜보기'라는 개념이 등장한다.

　　지켜보기는 자기의 행동을 지켜보고 반응하는 능력이다. 그것은 우리 생각과 감정의 문제를 지켜보는 능력이다. 이 능력은 우리의 수많은 믿음 체계를 파악할 실마리를 제공한다. 이 능력을 통해 우리는 자기 자신과, 자기를 지배하는 이야기들을 알게 된다. 지켜보기는 에고를 자신이라 여기지 않으면서 에고를 지켜보는 능력이다. 깊이 지켜보면 우리가 그동안 자기라고 생각했던 사람과는 다른 존재임을 알기 시작한다. 이렇게 지켜보는 능력은 우리 삶에 치유를 불러온다.

《우파니샤드》에는 나무에 앉은 두 마리 새 이야기가 등장한다. 한 마리는 나무 사이를 바쁘게 돌아다니지만, 다른 새는 나뭇가지에 앉아 지켜본다. 자기 자신을 돌아다니는 새로 여기는 한, 우리는 자신의 믿음 체계에 갇혀 있을 것이다. 자기 자신을 그저 지켜보는 새로 더 많이 여길수록 자신의 믿음 체계를 더 많이 이해할 것이다. 그리고 자신의 현실을 어떻게 창조했는지 이해했다면 훌쩍 성장한 것이다. 자신이 어떻게 조건화되었는지 볼 수 있다면 승리한 것이다. 그동안 자기 자신으로 여기던 개인은 참된 자기가 아님을 안다면, 참된 자기를 알 가능성이 열리기 시작한다.

지켜보기는 자기의 행동을 지켜보고 반응하는 능력이다. 이렇게 지켜보는 능력은 우리 삶에 치유를 불러온다.

요기라즈 아찰라는 어린 아들을 미시시피 강에 데려갔던 이야기를 전한다. 강물을 들여다보던 아들은 아빠에게 강이 오염되었는지 물었다. 아찰라는 머리를 저으며 강은 오염물을 운반할 뿐이니 강 자체는 깨끗하다고 대답했다. 마음이 운반하는 것(생각과 이야기, 믿음 등)을 자신과 동일시하면, 우리는 자신을 이러한 것들이라고 여기게 될 것이다. 그러나 우리 안의 신성(순수한 강)을 자기 자신으로 여기고, 지나가는 생각을 그저 지켜보기만 한다면, 우리는 생각과 이야기와 믿음을 그저 운반할 뿐임을, 그것들은 우리 자신이 아님을 알게 될 것이다.

그동안 자기 자신으로 여기던 개인은 참된 자기가 아님을 안다면, 참된 자기를 알 가능성이 열리기 시작한다.

《우파니샤드》의 다른 글에서는 인간을 '항아리 속의 신'으로 표현한다. 이 간단한 문장을 이해하는 것이 자기 탐구의 목표다. 자신을 '항아리(우리의 몸과 마음)'라고 생각하는 한, 우리는 한계 안에서 고통을 겪는다. 우리의 정체성이 '항아리'에서 그 안의 '신'으로 바뀔 때, 우리는 참된 자기 안에서 편히 쉰다. 우리 안의 신은 요가에서는 아트만, 불교에서는 불성, 기독교에서는 그리스도 의식이라고 부른다.

명상은 자기 탐구의 중요한 부분으로, 이를 통해 우리가 지켜보기를 익히고, 우리의 믿음 체계를 인식하고, 우리의 정체성을 '항아리'에서 내면의 신으로 바꾸기 시작할 수 있다. 경전과 감동적인 전기를 읽는 것은 참된 정체성에 더 가까워질 수 있는 다른 방법이다. 호기심과 초심을 잃지 않은 채 우리가 알지 못한다는 사실을 아는 것은 깔끔하게 포장된 상자 바깥으로 나가는 데 도움이 된다. 우리가 자기 내면의 신에게 주의를 돌리면, 믿음 체계의 상자가 서서히 사라지고 우리는 자유로워진다.

탐구를 위한 질문들

이 질문들을 던지며 생활하고, 시간을 내 성찰하며, 일기를 쓰면, 삶에 대한 새로운 통찰을 얻고 자기 탐구를 실천하게 됩니다. 이번 달에는 휴스턴 스미스의 말을 음미하며 탐구의 틀을 짜 보세요.

> 우리 안에는 누구나
> 지고의 힘, 충만한 지혜,
> 억누를 수 없는 기쁨이 있다.
> 이것들은 결코 방해받지 않으며
> 파괴될 수 없지만,
> 깊이 숨어 있으니
> 삶이 힘들다.

첫째 주 당신을 괴롭히는 것은 99% 당신 자신입니다. 다른 사람을 괴롭히는 것은 99% 당신과 아무 관련이 없습니다. 이번 주에는 당신이 어떤 식으로 자신의 문제에 대해 다른 사람을 비난하고, 다른 사람의 문제를 자신이 책임지려 하는지 잘 살펴보세요. 당신은 자기를 책임지고, 다른 사람들은 그들 자신을 책임지게 하세요.

둘째 주 이번 주에는 당신이 다른 사람들에게 무엇을 투사하는지 알아차려 보세요. 이것들은 당신 안에 있음을 인정하지 않으려 하거나 알아챌 수 없는 것입니다. 기억하세요. 당신 안에 이미 있지 않은 것(당신의 옹졸함과 숭고함 모두)을 타인에게서 발견할수는 없습니다. 자신을 완전히 책임지는 사람으로 성장하세요.

셋째 주 이번 주에는 자신을 포장한 상자들을 발견해 보세요. 동시에 자신을 돌아보며 모든 부조화의 원인을 찾아보세요. 어떤 믿음 체계가 부조화를 초래했는지 살펴보세요. 당신의 믿음이 진실일까요? 당신은 현실을 경험하고 있나요, 상자를 경험하고 있나요? 아나이스 닌의 말을 되새기며 도움을 받아 보세요. "우리는 사물을 있는 그대로 보지 않고, 우리처럼 본다."

넷째 주 이번 주에는 마치 영화를 보듯이 당신의 모든 행동과 생각을 보면서 지켜보기의 힘을 키웁니다. '지고의 힘, 충만한 지혜, 억누를 수 없는 기쁨'을 경험해 보세요.

이번 달에는 휴스턴 스미스의 말을 깊이 생각하며 자신을 '풀어 보세요.'

12
이슈와라 프라니다나

신에게 날아갈 것을 믿으며
온 마음을 다해
삶 속으로 뛰어들라!

캐서린 라슨

ईश्वर प्रणिधान

영화 〈화려한 사기꾼〉에서 사기꾼 두 명은 프랑스의 작은 도시에서 사기로 돈벌이를 하던 중 서로의 존재를 알게 되었다. 두 명이 활동하기에는 좁은 지역임을 깨달은 두 남자는 내기를 건다. 여자 한 명을 꼬드겨 5만 불을 먼저 뜯어낸 사람이 이 지역을 독차지하고, 내기에 진 사람은 영원히 떠나기로 약속한 것이다. 두 남자가 서로 이기기 위해 노력하는 장면들은 연신 웃음을 자아내지만 정말로 놀라운 반전은 마지막 장면이다. 이 사기꾼들이 둘 다 사기를 치려던 여성에게 되레 5만 불을 털렸으니 말이다! 내가 흥미를 느낀 부분은, 자신들이 사기 치고 있다고 생각하던 내내 사실은 사기 당하고 있었음을 깨달은 두 남자의 반응이다. 한 명은 끓어오르는 부아를 이기지 못해 두 살배기 아이처럼 펄펄 뛰었지만, 다른 한 명은 아주 조용히 그리고 서서히 얼굴에 환한 미소를 지었다. 그러더니 자신을 속이고 5만 불을 들고 달아난 여자의 솜씨에 감탄하며 큰 소리로 웃기 시작했다.

나는 이 장면에 교훈이 있다고 생각한다. 이 두 남자처럼 우리도, 마치 성공하면 포상이 기다리고 있는 듯, 얼마나 자주 인생을 사기 치려 하는가? 그리고 삶이 원하는 대로 흘러가지 않을 때 우리는 자주 짜증을 내고 떼를 쓴다(계획대로 되지 않았다는 이유로 하루를 망쳤다고 생각한 게 몇 번인지 생각해 보라). 우리는 원하는 대로 삶이 굴러가지 않을 때 속았거나 희생당했다고 생각하느라 바빠서 그 순간 삶이 주는 새로운 기회를 보지 못한다.

내맡김이라는 보석인 이슈와라 프라니다나는 우리 삶에 신성한 힘이 작용한다고 전제한다. 우리가 그것을 신, 은총, 섭리, 생명, 또는 뭐라 부르든 우리보다 더 큰 이 힘은 우리에게 깊은 관심이 있다. 내맡김은 매 순간 온전히 현존하며 삶에 적극적으로 참여하도록 우리를 초대한다. 삶의 위대함과 신비를 알아차리면서……. 궁극적으로 이 지침은 에고를 내맡기고 가슴을 열어 우리 존재의 더 높은 목적을 받아들이도록 초대한다.

우리는 내맡김이라는 이 보석을 맛본 적이 있다. '몰입' 상태 또는 '무아지경'에 있을 때다. 영화 〈베가번스의 전설〉에서는 이를 '완벽한 스윙'에 비유했다. 아마도 당신은 석양을 바라보거나 등산을 하거나 아기를 안고 있거나 좋아하는 뭔가에 빠져 있을 때, 갑자기 시간이 사라지고 자신도 함께 사라지는 듯한 느낌을 받은 적이 있을 것이다. 이때 당신의 행동과 생각, 참여하는 활동이 하나로 정렬되어 조화롭고 완벽한 단일체가 되었을 것이다. 이것이 내맡김의 리듬이다. 요가 수행자들은 우리가 스스로 방해하지 않으면 항상 이렇게 살 수 있다고 말한다.

삶은 우리의 상상을 훨씬 뛰어넘는 방식으로 우리를 놀라게 하고 기쁘게 하며 성장시키길 원한다. 장 피에르 드 코사드는 모든 사건에 기회가 숨어 있음을 알았다. 《지금 이 순간의 성찬(The Sacrament of the Present Moment)》이라는 책에서 그는 매 순간 "엄청난, 확실한, 늘 얻을 수 있는 행운"을 이용할 수 있음에 관해 썼다. 그리고 모든 사건에는 숨은 목적이 있으며, 우리가 이 목적을 믿는다면 삶은 언제나 우리의 예상을 뛰어넘는다고 말한다. 드 코사드의 글에는 삶이 선사하는 모든 활동과 도전, 장애물을 신뢰하고 발견하는 기쁨이 넘쳐난다.

내맡김이라는 보석인 이슈와라 프라니다나는 우리 삶에 신성한 힘이 작용한다고 전제한다. 궁극적으로 이 지침은 에고를 내맡기고 가슴을 열어 우리 존재의 더 높은 목적을 받아들이도록 초대한다.

내맡김의 리듬이나 드 코사드의 글에서 넘쳐나는 엄청난 리듬과 신뢰를 우리는 어떻게 발견할 수 있을까? 완고함과 통제 욕구를 버리고, 기쁘게 삶에 참여하고, 에고를 더 큰 힘에 헌신하게 한다면, 우리는 이 지침의 혜택을 충분히 경험할 수 있다.

사바아사나라는 요가 자세는 내맡김을 연습하는 자세다. 바닥에 등을 대고 누워 팔과 다리를 45도 각도로 펴는 이 자세는 좀 전까지 했던 활동의 죽음을 상징한다. 사바아사나 자세에서 우리는 아무것도 하지 않는다. 바닥에 누워, 몸의 긴장을 풀고, 노력을 내려놓고, 호흡이 우리를 숨 쉬게 하면서, 몸이 스스로 재생한다고 믿으면 된다(생각만큼 쉽지는 않다). 이 자세가 가장 중요한 연습 중 하나인 이유는 우리가 신체적으로 정신적으로 삶과 싸우는 모든 방식을 놓아 버린다는 것이 어떤 의미인지를 이때 배우기 시작하기 때문이다.

삶과 싸우기를 그만두는 법을 배울 때 우리는 능숙하게 행동하기 시작할 수 있다. 통제는 우리를 완고하고 뻣뻣하게 만들며 시야를 좁힌다. 무기를 내려놓으면 가능성의 세계가 열리고, 우리는 더 가볍고 편안하게 삶을 여행할 수 있다. 우리는 내부에서 느껴지는 수축과 확장을 관찰함으로써 매 순간 삶에 내맡기는지를 확인할 수 있다. 수축은 제한하는 느낌이며, 안으로 잡아당기는 것이다. 확장은 열림이며, 공간과 놀라움을 창조한다. 수축할 때 우리는 삶과 싸우거나 삶을 두려워한다. 확장할 때 우리는 내맡김의 흐름 속에 있다.

더그 켈러는 얼음덩이의 이미지를 이용해 확장과 놀아줌의 개념을 설명한다. 그는 삶을 흐르는 시냇물에, 우리를 시냇물 속의 얼음덩이로 비유했다. 우리의 본질은 시냇물과 같지만, 우리는 긴장과 두려움으로 얼어 있다. 우리는 시냇물 속에서 자신을 녹여 삶의 흐름과 하나 되는 연습을 해야 한다. 완고한 생각을 놓아주고 굳어 있는 근육을 풀어 줄 때 삶과 함께 흘러갈 수 있다.

손녀 애슐리가 아장아장 걸을 때 나는 아이에게 자주 "조심해(be careful)."라고 말했다. 천진한 애슐리는 끝의 발음을 혼동해서 항상 밝은 목소리로 "조심하지 마(be carefree)."라고 내 말을 되풀이했다. 나는 이 모습이 귀여워서 장난스레 손녀를 따라 하기 시작했다. 그리고 말을 바꾸면서 중요한 것을 알게 되었다. "조심해."라고 말하면 내가 긴장되고 두려움과 경직됨이 뒤따랐다. "조심하지 마."라고 말하면 즉시 확장되는 느낌이 들고, 삶이라는 모험에 마음이 열렸다. 그럴 때 나는 이 순간을 신뢰할 준비가 되었다.

삶과 싸우기를 그만두는 법을 배울 때 우리는 능숙하게 행동하기 시작할 수 있다.

참여하기

급류타기 래프팅을 하는 사람들은 급류의 힘을 안다. 급류와 싸우면 진다. 그러니 싸우는 대신에 급류를 이용하여 안전하게 급류를 타야 한다. 급류타기에서 물살과 바위들, 그리고 뗏목이 뒤

집히거나 부딪치지 않게 고무보트를 능숙히 다루는 기술이 중요하듯이, 내맡김을 배우는 것도 능숙함이 필요하다. 급류타기 래프팅처럼 내맡김은 순조롭게 급류를 타든 배가 뒤집혀 물에 빠지든 이 순간이 주는 것을 능숙하게 타는 법을 배우는 것이다.

그렇지만 우리는 자신이 원하는 것을 요구하며 이 순간과 전쟁을 벌이기 일쑤다. 이는 자신이 원하는 대로 물살을 만들려고 노력하는 것과 같다. 이러한 태도는 급류타기 래프팅에서도, 인생에서도 매우 위험하다. 삶이 어떠한 방식으로 흘러가기를 원할 때, 우리는 삶의 물살에 열리는 대신에 좁게 제한되고 경직된다. 하지만 급류를 탈 때마다 우리는 급류타기에 좀 더 능숙해진다.

첫 번째 지침인 비폭력을 설명할 때, 변비에 걸려 온 가족을 걱정시킨 세 살배기 브룩스 이야기를 했다. 후일담을 이야기하자면, 브룩스는 새로 다니게 된 어린이집의 직원 한 명을 심술궂다며 좋아하지 않았다. 이 상황에 어떻게 대처할지 몰랐던 브룩스는 자신이 유일하게 알고 있던 변비를 선택했다. 브룩스의 두려움을 간파한 엄마 앤은 아들이 이 두려움을 돌파하게 했다. 엄마는 브룩스의 작고 용감한 손을 이끌고 그 직원 앞으로 걸어가서, 브룩스가 두려워하는 사람과 정면으로 마주하게 했다. 이 용감한 정면 돌파 후에 브룩스는 자유로워졌다. 브룩스와 직원은 좋은 친구가 되었고 집안은 다시 평온해졌다.

위의 이야기는 용기와 행동으로 삶을 만날 힘이 우리에게 있음을 알려 준다. 엄마는 어린 아들이 힘든 일을 겪고 있음을 부정하지 않았고, 손 놓고 상황을 내버려 두지도 않았다. 그녀는 아들이 두렵고 버거운 삶을 있는 그대로 만나도록 도왔다. 그리고 그 과정에서 아들은 삶과 더 잘 관계할 수 있게 되었다.

디트리히 본회퍼의 이야기는 이 순간을 정직하게 만나는 또 하나의 예다. 본회퍼는 히틀러가 정권을 장악하던 시기에 루터교 목사였다. 남들이 현실을 애써 외면할 때 그는 이 순간의 현실에 머물렀다. 인종차별과 파시즘에서 비롯된 잔혹 행위를 목격한 그는 눈앞의 고통에 맞서 행동하고 싶은 욕구에 자신을 내맡겨야 한다고 생각했다. 매우 고통스러운 결심 끝에 그는 히틀러 암살을 계획한 작은 단체에 가입했다. 결국, 암살 시도는 실패했고 본회퍼는 투옥되었다. 그리고 독일이 해방되기 몇 시간 전에 교수대에서 처형되었다. 그가 옥중에서 사형 집행을 기다리며 쓴 글은 삶이 우리에게 요구할 수 있는 투쟁과 정직함, 용기에 대한 통찰로 빛난다. 내맡김은 수동적인 것이 아니다.

본회퍼는 지금 이 순간에 충실한 대가로 목숨을 잃었다. 브룩스에게는 용기가 필요했다. 그 외에 열정과 지치지 않는 노력으로 영국의 노예 제도를 종식한 윌리엄 윌버포스처럼, 자신을 내맡기려면 끈기가 필요하다. 역사는 역경과 시대에 맞선 도전에 자신을 내맡기고 창조적이고 능숙하게 고난을 감수한 인물로 넘쳐난다. 이 감동적인 인물들은 내맡김이란 삶이 원하는 좀 더 높은 목적을 위해 자신을 던지는 것임을 알았다. 이러한 사람들이 처음부터 위대했던 것은 아니다. 당신과 나처럼 그들도 평범한 사람이었다. 하지만 삶이 도전 과제를 줄 때마다 그들은 물러서지 않고 자신을 성장시켜 능숙하게 이 순간을 만났다.

받아들이기

이는 우리가 위대함을 추구해야 한다는 얘기가 아니라, 이 순간의 필요에 관심을 기울여야 한다는 의미다. 우리 앞에 무엇이 있는지 알아차린다면 자신이 나아갈 방향에 대한 실마리를 얻게 될 것이다. 삶은 우리를 필요로 할 때 우리에게 오겠지만, 우리가 관심을 기울이고 반응할 용기가 있을 때만 그것을 알아볼 것이다. 이는 마치 삶과 댄스 파트너가 되어 스텝을 밟는 것과 같다. 우리는 춤을 이끌지도 않고 무거운 발을 질질 끌지도 않는다. 삶의 댄스 파트너로서 우리는 자신을 방어하지 않도록 요구받으며, 우리를 이끄는 스텝이 어디로 데려가든 현존하면서 다음 움직임을 따르고 자신의 스타일을 추가할 수 있다.

삶은 어떻게 해야 할지 우리보다 잘 안다. 우리가 할 일은 그저 놓아 버리고 매 순간을 열린 가슴으로 받아들여, 이 순간과 능숙하게 춤을 추면 된다. 만약 우리가 이전 아홉 가지 지침을 이제까지 실천했다면, 우리는 연민과 용기, 대담함, 만족을 발견하고 있으며, 스스로 자신을 방해하는 방식들을 알아 가고 있다. 야마와 니야마가 알려 주는 모든 기술을 배우며 성장한다면, 우리에게 주어지는 매 순간을 환영할 수 있을 것이다.

스와미 라마는 "할 일은 하고, 아닌 것은 하지 마십시오."라고 말했다. 이 말은 매우 단순하게 들리지만 내맡김을 깊이 이해할 수 있게 한다. 바꿀 수 없는 것을 놓아 버릴 수 있을 때, 우리는 점점 성장해서 자신만의 선물로 삶에 이바지할 수 있다. 우리에게는 할 일이 있으며, 크건 작건 그 일은 인류 전체에 이바지한다. 자신의 길이 어디에 있는지를 알고 그 앎에 내맡길 때, 우리는 꿈도 꾸지 못했던 자유와 기쁨을 맛보기 시작할 것이다.

> 내맡김은 우리에게 매 순간 정직하게 참여할 만큼 강하고, 삶의 흐름과 함께 흘러갈 만큼 부드럽기를 요구한다.

동양에는 내맡김이라는 지침을 상징하는 그림이 있다. 머리 위에 지구 전체를 떠받치고 있는 강력하고 균형 잡힌 뱀의 그림이다. 또한 뱀은 똬리를 튼 몸 위에 왕족과 아기들이 편안히 기대어 앉아 보살핌을 받게 하는 부드러운 모습도 보여 준다. 이 그림은 강함과 부드러움을 동시에 보여 준다. 내맡김은 우리에게 매 순간 정직하게 참여할 만큼 강하고, 삶의 흐름과 함께 흘러갈 만큼 부드럽기를 요구한다.

헌신

내 친구는 자신에게 큰 영향을 준 생생한 꿈 이야기를 들려주었다. 마치 실제인 듯 꿈에서 한 여자가 나타나 가슴을 쑥 내밀며 거칠게 선언했다고 한다. "하루를 잘 보내려면 문을 열어 신이 들어오시게 해야 해요!" 내맡김을 기억하고 그 리듬으로 하루를 시작하는 심오한 방법이다!

이슈와라 프라니 다나는 에고를 더 높은 목적에 내맡기는 것이다.

내맡김이란 결국 가슴에서 일어나 모든 태도와 행동에 스미는 헌신의 자세다. 가장 깊은 의미에서 이슈와라 프라니다나는 에고를 더 높은 목적에 내맡기는 것이다. 혹은 리처드 로어가 말하듯이 "그분의 왕국이 오고 나의 왕국이 가기를 바라는 기도다". 에고가 항복하면 가슴이 넓어진다. 에고가 자기 뜻대로 하려고 애쓰지 않을 때 삶은 편안함과 리듬을 찾기 시작한다. 에고가 최고가 되기 위해 싸우기를 멈출 때, 삶은 놀라운 방식으로 우리를 성장시킨다.

이 지침의 가르침을 충분히 이해할 만큼 성장할 때, 우리는 우리를 안내하고 보호하며 성장시키고 보살피는 존재의 관대함을 이해하기 시작한다. 우리를 '행동하게' 하는 훨씬 거대한 존재가 있음을 이해하기 시작하고, 우리의 모든 행동과 그 결과를 신의 품에 맡기기 시작한다. 내맡김은 우리가 이 신성한 '하나'의 일부임을 알아 더 큰 전체에 자신을 맡기는 것이다. 이 과정에서 우리는 자신을 잃는 것이 아니라 이 위대한 존재의 일부가 된다는 것을 발견한다.

탐구를 위한 질문들

이 질문들을 던지며 생활하고, 시간을 내 성찰하며, 일기를 쓰면, 삶에 대한 새로운 통찰을 얻고 내맡김을 실천하게 됩니다. 이번 달에는 스와미 체탄아난다의 말을 음미하며 탐구의 틀을 짜 보세요.

> 결국, 내가 내맡김에 관해 해 줄 수 있는 말은
> 아무것도 가지지 말고
> 아무것도 원하지 말라는 것뿐이다.
> 점수를 매기지 않고,
> 더 부유해지려 하지 않고,
> 잃는 것을 두려워하지 않으며,
> 자신의 성격에 특별히 관심을 두지 않으며,
> 어떤 일이 일어나도
> 행복을 선택하는 것.
> 이러한 것들이 실마리다.
> 나머지는 수련과 은총을 통해 배운다.

첫째 주 이번 주에는 이 순간에 대한 당신의 태도와 반응을 살펴보세요. 두려운가요, 신뢰하나요, 싸우나요, 판단하나요,

또는 짜증이 나나요? 당신의 태도에 어떤 패턴이 있는지 보세요.

둘째 주 이번 주에는 이 순간이 '당신이 원하는 대로' 흘러가기를 원할 때 몸에 어떤 긴장이 일어나는지 관찰해 보세요. 의식적으로 몸의 긴장을 풀고, 호기심을 갖는 태도로 바꿔 보세요. 지금 일어나는 일을 알아차리세요.

셋째 주 이번 주에는 매 순간을 환영하고, 당신에게 주어지는 기회를 성숙하게 맞이하는 연습을 해 보세요. 마음이 움츠러들면, 당신이 더 완전해지고 능숙해질 기회를 삶이 준다는 것을 신뢰해 보세요. 파블로 피카소의 말을 음미하며 힘을 얻으세요. "나는 잘하지 못하는 일을 계속 시도합니다. 하는 법을 배우기 위해서죠." 삶이 당신에게 선사하는 매 순간 능숙하고 바람직한 학생이 되세요.

넷째 주 이번 주에는 매일 아침 일어나서 신을 받아들이세요. 당신보다 더 큰 존재를 믿고, 당신의 행동과 마음, 가슴이 그 위대한 존재와 조화를 이루게 하세요.

이번 달에는 스와미 체탄아난다의 말을 깊이 되새기며 '수련과 은총'을 통해 내맡기는 연습을 해 보세요.

13
니야마 복습하기

여러 해 전 나는 삶에 큰 변화를 주었다. 그 무렵 내게는 여러 가지 좋은 일이 한꺼번에 일어나서 "내가 얼마나 더 좋아질 수 있을까?"라고 자문할 정도였다. 내가 해마다 더 나아지고 더 활기차고 정신이 더 맑아질 수 있을지 궁금해지기 시작했다. 그 당시 나는 미국 사회에서 노년으로 여기는 나이였기 때문에 이 질문은 타당해 보이지 않았다. 하지만 이를 실험해 볼 만하다고 판단했고, 식단과 운동, 생각에 변화를 주어 실험을 해 보았다.

니야마 즉 '준수'는 가능성의 철저한 탐험으로 초대한다. 당신은 얼마나 더 좋아질 수 있을까? 당신의 삶은 얼마나 기쁨으로 가득할 수 있을까? 이러한 탐구를 하겠다고 의식적으로 선택하지 않는 한, 우리는 그 결과를 알 수 없다. 니야마의 다섯 가지 지침은 이러한 선택의 윤곽을 보여 준다.

이 탐험에는 '옳고 그름'도 '더 좋고 나쁜 것'도 없다. 야마와 마찬가지로 니야마는 지금의 자신보다 더 나은 존재로 가는 방향을 가리킨다. 이는 마치 우리의 내적 존재에 심어서 가꿀 다섯 가지 씨앗이 있는 것과 같다. 그것은 순수함, 만족, 자기 단련, 자기 탐구, 내맡김의 씨앗이다. 우리는 다음을 실천함으로써 이 씨앗들을 가꾼다.

- 몸과 말, 생각을 깨끗이 한다.
- 자기의 삶과 사랑에 빠진다.
- 의식적으로 수련과 성장을 선택한다.
- 참된 자기를 안다.
- 삶이 요구하는 것에 관심을 기울인다.

이 씨앗들이 열매를 맺을 때 우리는 흔들림 없는 사람이 되어, 내면의 깊은 조화와 강인함, 그리고 숨 쉴 때마다 솟아나는 기쁨을 경험할 것이다. 니야마는 이러한 탐험을 위한 초대이자 지침이다.

순수함	신체와 언행과 생각을 깨끗이 하도록 초대한다.
만족	자신의 삶과 사랑에 빠지도록 초대한다.
자기 단련	의식적으로 수련과 성장을 선택하도록 초대한다.
자기 탐구	참된 자기를 알도록 초대한다.
내맡김	삶이 요구하는 것에 관심을 기울이도록 초대한다.

14
계속 나아가기

어릴 적에 나는 내가 말이라고 상상하기를 좋아했다. 보통 말이 아니라 넓게 펼쳐진 전원을 자유롭게 달리며 무엇이든 훌쩍훌쩍 뛰어넘는 아름다운 검은 말.

나와 말의 관계는 내 상상 속에만 존재했지만, 나는 여전히 말이 좋다. 아름다운 말들이 우아한 자태로 힘차게 달리거나 승마 경기에서 멋지게 도약하는 모습을 보노라면 짜릿한 전율을 느낀다. 신학자 피터 마티는 승마 경기에 관해 흥미로운 이야기를 했다. "우리처럼 텔레비전을 통해서 승마의 세계를 보는 사람들은 도약하는 말들의 우아함과 편안함이 거의 비현실적으로 느껴진다. 선수들의 침착함도 경탄할 만하다. 우리는 장애물을 뛰어넘을 때 보이는 그들의 냉철함과 집중력에 감탄하며, 우리에게 없는 어떤 특별한 재능이 그들에게 있는 것인지 궁금해진다."

마티는 계속해서 승마 훈련에 관해 얘기하며, 승마 선수들이 직면하는 가장 흔한 걸림돌은 선수 자신의 인식이라고 말한다. 승마 선수들은 생각을 훈련하는 데 많은 시간을 들인다. 선수는 일종의 '예비 자신감'을 가지고 앞에 보이는 장애물에 접근하지 않는 한, 승마의 멋진 도약을 보여 줄 수 없다고 한다. 그는 어느 훈련 교사의 말을 인용했다. "심장을 꺼내 장애물 너머로 던져야 합니다. 그런 다음 그걸 뒤따라 뛰어넘는 거죠."

책 머리에서, 우리 모두 좀 더 완성된 인간이 되기 위한 과제를 수행 중이라고 전제했다. 우리가 자기의 내면과 바깥의 세상을 바라보면 이 과제의 엄청남을 알 수 있다. 우리는 흥미로운 시대에 살고 있다. 인간의 양극성은 환하게 빛나는 네온사인처럼 분명히 보인다. 우리는 우리의 감성을 가로막고 우리 가슴에 공포와 불신을 불러오는 잔인함과 탐욕을 본다. 또한 우리 각자 안에서 타오르는 가능성을 보여 주는 지극한 연민과 친절의 행위를 본다.

세상을 보고 있노라면, 우리가 인간으로서 중대한 선택을 하려 하는 것 같다고 느껴진다. 우리는 각자 이 선택의 일부다. 그렇다면 문제는 이것이다. 우리는 준비가 되었는가? 인간의 몸을 입은 영혼인 우리가 최고의 존재로 성장할 준비가 되었는가? 완전히 깨달은 사람들이 살 법한 하루하루, 삶, 공동체를 상상할 수 있는가? 우리의 삶과 능숙함으로 자기의 내면과 주변에 이러한 세계를 불러올 수 있을까? 우리의 '심장을 꺼내 장애물 너머로 던지고 그걸 뒤따라 뛰어넘을' 수 있을까?

　인간으로 존재하는 일은 가장 어렵고 신나는 모험 중 하나라고 생각한다. 이 경험을 하는 중에 우리는 신선한 딸기와 아이스크림을 맛보고, 녹아들 듯 연인의 품에 안기며, 아이의 순진무구한 눈을 보며 경이로움을 느끼고, 숲과 해변을 걸으며 즐거워한다. 우리는 비통함에 통곡하고 격렬한 분노에 휩싸이기도 한다. 이렇듯 우리는 공포에서 연민에 이르는 어마어마한 감정의 연속체이므로, 타인의 삶에 영향을 주는 행동을 할 수 있고, 그 파급효과에 놀란다. 우리는 심오한 방식으로 이 세상에 고통과 빛을 가져온다. 이는 우리가 확실히 알아 능숙하게 이용해야 하는 놀라운 현실이다.

　앤 맥스웰은 우리가 이 과제를 너무 거창하게 생각하지 않으려면 매일의 선택에 집중해야 한다고 말한다. 그녀는 이렇게 쓴다. "요가 매트 위에 안전하게 앉아 있을 때는 비교적 쉽게 친절하고 자비롭고 열려 있고 너그러울 수 있다. 이 자리에서는 사랑에 깊이 잠겨 있을 수 있다. 내 요가 수련을 기도처럼 바칠 수 있다. 하지만 '이 매트를 떠나도 사랑을 선택할 것인가?'라는 질문이 남는다. 사랑을 진정으로 시험하는 곳은 일상의 매 순간이다. 어두운 곳에 주차된 차로 걸어갈 때 내 마음은 여전히 열려 있을까? 판단하는 당신과 나의 얼굴에서 연민을 발견할 수 있을까?

공정함을? 뒤처져 달릴 때 내 호흡을 사랑할 수 있을까? 사랑하는 사람들이 곤경에 처해 있을 때 나는 믿음을 선택할까? 집 안의 자질구레한 일을 할 때도 친절한 마음일 수 있을까? 장애물을 만나도? 이러한 순간에 두려움과 사랑 중 하나를 선택하는 것은 가장 어렵고 중대한 일이다.

일상의 임무와 인류를 위한 더 큰 비전에 부합하기 위해서는 커다란 도약을 준비하는 승마 선수처럼 우리의 인식을 관찰하면 도움이 될 것이다. 아마도 우리는 '예비 자신감'을 기르는 방법을 이용할 수 있을 것이다. 어쩌면 우리는 도약하기 전에 자신을 믿고 "장애물에 심장을 던지고…… 그걸 뒤따라 뛰어넘어야" 할지 모른다.

야마와 니야마는 개인과 인류가 도전과 기쁨을 만났을 때 우리의 인식을 잘 살펴 '예비 자신감'을 키우는 토대다. 부디 당신이 이 대단한 인간 실험을 시작할 때, 당신의 삶을 안내하고 형성하는 열 가지 보석의 힘을 알게 되기를…….

서양 vs 동양의 시각

모든 문화는 저마다 다른 세계관을 바탕으로 특정한 가정과 무언의 '규칙'을 갖는다. 이러한 가정과 규칙은 옳고 그름의 잣대를 들이댈 대상은 아니지만, 해당 문화가 경험하는 현실에 영향을 미친다.

동양의 요가 개념을 서구인들이 발견해 추구하고 있으므로 동양 문화와 서양 문화의 사유 체계의 차이점을 정리할 필요가 있다고 생각한다.

● 주의: 이 내용은 나의 주관적인 생각이며 분명한 근거에 기반한 것이 아니다. 또한 두 문화의 종교와 철학, 세속적인 통념 등에서 발견되는 특징과 차이점을 매우 일반화해서 정리한 것이다.

서양	동양
얻음을 추구한다.	놓아 버림을 추구한다.
도덕 – 옳고 그름	윤리 – 원인과 결과
양자택일(either/or) 사고	양자포함(both/and) 사고
규칙과 해답	질문과 실험
실수=실패	실수=삶

우리가 그동안 깊이 살펴보지 않은 우리의 믿음과 가정에 매우 기초적인 질문을 던질 수 있고, 이러한 사색 덕분에 우리가 새로운 발상에 영향을 받고 요가의 윤리를 더 깊이 이해할 수 있기를 소망해 본다.

우리는 몸을 입은 영혼이므로 더 구하거나 얻을 것이 없다. 우리에게 필요한 것은 모두 우리 안에 있다. 요가의 지침을 실천하는 것은 곧 우리를 무기력과 절망의 거짓 속에 가두는 제한된 믿음과 습관을 놓아 버리는 것이다. 양파를 한 겹한 겹 벗기듯이, 우리는 인간다움을 충분히 발휘하며 사는 데 도움이 되지 않는 믿음과 사고 체계를 벗길 것을 요구받는다.

기쁨은 광고가 보여 주는 행복한 세계에 있지 않다. 기쁨은 구매하거나 성취할 수 없으며, 외부적인 것에 좌우되지도 않는다. 외부적인 것은 변한다. 그것이 자연의 이치다. 우리는 무언가를 손에 넣을 때 행복의 파도를 경험하지만, 원하는 결과를 얻지 못할 때는 슬픔의 파도도 경험한다. 행복을 추구하면 꼭대기까지 올랐다가 내리꽂을 듯 아래로 내달린 뒤 또다시 천천히 전진하는 롤러코스터처럼 오르락내리락하는 감정의 기복을 경험할 뿐이다. 우리의 전체성(wholeness)을 온전히 껴안을 때 우리는 어떤 것들을 추구하지 않고 그냥 놓아 버리기 시작한다.

전체성이라는 개념을 충분히 인식하기 위해서는 우리가 성과주의에 깊이 젖어 있음을 깨달아야 한다. 우리는 온전하다고 느끼려면 늘 '또 하나'를 얻어야 하며, 그 '또 하나'는 언제나 우리 밖에 있다고 배웠다. 그런데 그것을 얻고 나면 '또 하나'가 기다리고 있다. 광고회사들이 이를 십분 이용한 결과, 우리는 끝도 없이 많은 물건에 둘러싸이고, 이러한 제품들을 사기 위해 뼛골이 빠지게 일한다. 우리는 별생각 없이 '또 하나'가 자신을 완전하게 해 주기를 바란다. 우리는 영성조차도 이미 우리 자신인 것이 아니라 성취할 대상이라고 생각한다.

스스로 둘러싼 한계와 환상의 껍질들을 풀어내기 시작하

면, 요가의 10가지 지침을 각 발전단계에서 만날 것이다. 이 지침들은 더 깊고 풍부한 의미와 함께 새로운 측면을 드러낼 것이다. 한꺼번에 먹을 수 없는 음식을 선반에 끝없이 쌓듯이 이 교훈들은 비밀을 서서히 드러내기 시작하고, 친밀한 관계가 그렇듯이 당신을 계속 성장시키며 놀라움을 안겨 줄 것이다.

이 지침들은 앞뒤 꽉 막힌 도덕규범이 아니다. 인생에서 무엇을 믿고 무엇을 추구하라고 지시하지도 않는다. 그것들은 매 상황을 유연함과 이해, 지혜로 만나도록 우리를 준비해 줄 것이다. 또한 더 단순하게 살고, 삶에서 장애가 덜 생기고, 어수선한 것들을 청소하도록 돕는 도구를 줄 것이다. 공간을 깨끗이 비우고 나면, 내면의 깊은 갈망에 귀 기울일 수 있고, 자기 삶의 중요한 질문에 관해 깊이 생각해 볼 수 있다.

의식적으로든 무의식적으로든 우리는 '아메리칸 드림'이라는 마법에 걸려 있다. 우리는 올바르게 살면 삶이 행복과 좋은 일들로 축복할 것이라고 믿게 되었고, 상황이 의도대로 흘러가지 않으면 실패자라고 느낄 수 있다. 능숙하게 산다는 것은 원하는 대로 상황이 흘러간다는 의미가 아니다. 능숙하게 산다는 것은 삶이 우리에게 선사하는 모든 것을 우아하게 맞이할 준비가 되었다는 뜻이다. 할리우드 영화의 결말은 이야기의 반쪽일 뿐이다

요가의 지침들은 도덕적인 옳고 그름이 아니라 원인과 결과의 눈으로 삶을 본다. 이는 단순히 우리의 행동을 주의 깊게 지켜보면서, 어떤 행동이 효과 있고 어떤 행동이 효과 없는지를 발견한다는 의미다. 의도한 결과를 얻는다면 그 행동을 계속하고, 그렇지 않다면 행동을 바꾸면 된다. 아베다의 창립자 호스트 레철베이커는 《얼라이블리후드(Alivelihood)》라는 저서에서 매일 원인과 결과를 더듬어 찾아냈기 때문에 큰 성공을 거둘 수 있었다고 말한다. 호스트는 오스트리아의 빈곤한 삶을 뛰쳐나와 환경 윤리를 실천하는 성공적인 기업가 정신의 아이콘이 되었다.

요가의 지침을 따르려면 호기심과 모험 정신이 필요하다. 우리는 실험을 하게 되고, 어떤 실험이 의도한 결과를 낳는지 추적하게 된다. 이런 관점으로 보면, 우리가 삶에 참여하는 것은 모두 성공이다. 우리가 하는 모든 행동은 우리에게 귀중한 정보를 주기 때문이다. 우리는 과학자이고 우리의 삶은 실험실이다. 모든 과학 실험이 그렇듯이 실험은 앞으로 나아갔다는 표시다. 그리고 새롭게 발견하게 될 미지의 것을 마음 설레며 기다릴 수 있다.

실수하며 전진하는 것이 창조적이며 자연스럽다는 것을 보여 주는 이야기가 있다. 대학 시절 나는 미인 대회 우승 후

보였다. 나는 기념으로 대회 로고가 찍히고 후보자들의 서명이 담긴 축구공을 받았다. 지금 생각하면 부끄럽지만, 나는 이 축구공을 오랫동안 간직했다. 보면 기분이 좋았기 때문이다. 아들들이 어릴 때 이 공을 주거니 받거니 가지고 놀다가 고무 외피를 여기저기 찢어놓았다. 나는 속이 상했다.

그때 아이들이 한 행동은 내 평생 잊지 못할 것이다. 아이들은 찢긴 부분에 보호 테이프를 공들여 붙여 깔끔하게 수선한 뒤 축구공 위에 이렇게 글자를 그려 넣었다. '세상 최고의 엄마.' 아이들은 요가의 지침이 권하는 창조성을 직감적으로 이해한 것이다. 아이들은 후회나 죄책감, 부끄러움에 젖지 않고 '실수'를, 오랜 세월이 지난 지금까지도 내 마음을 적시는, 사랑스러운 행동으로 바꿔 놓았다. 우리 모두 삶의 매 순간과 온갖 실수를 맞이하는 방법을 알아서 이렇게 창조적으로 산다면 놀랍지 않을까? 요가의 지침들은 그렇게 하는 법을 알려 줄 수 있다.

수련의 열매

신선하고 새로운 아이디어가 모든 곳에서 동시에 인간의 의식을 강타한다고 느낄 때, 나는 항상 매혹을 느낀다. 마치 우리 인류가 갑자기 성장해서 우리 자신을 이해하는 새로운 틀을 받아들일 준비가 된 것 같다. 이러한 아이디어가 다양한 책에 동시에 나타나고 범퍼 스티커에까지 그 모습을 드러내는 것을 보면 말이다. 일례로 아래에 인용한 재클린 스몰의 생각은 전에 들어 보지 못한 새로운 발상이다.

우리는 영적인 존재가 되려고 노력하는 인간이 아니라.
인간이 되려고 노력하는 영적 존재다.

이 글이 상당히 심오한 이유는 우리의 시선을 높은 하늘에서 이 땅에 사는 인간으로 돌려놓기 때문이다. 몸과 시공의 한계 안에서 우리는 어떻게 살아야 할까? 어떻게 다른 사람들과 어울리고 자원을 공유할까? 어떻게 하면 우리의 인간성을 충분히 직면하고, 갖가지 형태의 삶을 경험할 많은 기회를 만들고 즐길 수 있을까? 어떻게 하면 우리의 인간성을 능숙하게 다룰 수 있을까?

요가의 윤리 지침을 실천하면서 우리는 자기중심주의에서 점점 빠져나와 인간다움을 온전히 꽃피우게 된다.

야마가 온전해지면

비폭력 : 자기 자신과 타인을 보호하는 평화로운 분위기
진실함 : 말하면 늘 이루어질 것이다
훔치지 않음 : 풍요로움
지나치지 않음 : 큰 활력
무소유 : 경험의 앎

니야마가 온전해지면

순수함 : 명료함
만족 : 기쁨
자기 단련 : 정화
자기 탐구 : 자유
내맡김 : 조화

참고 자료

인생이 참고 자료다

유치한 영화, 훌륭한 사람들의 자서전, 모든 종교의 경전과 가르침, 일상에서 만나는 모든 것이 우리에게 무언가를 가르친다. 눈 앞의 모든 것을 탐구하고 배울 기회로 본다면, 우리를 가르치고 성장시키지 않는 것이 없다.

감사의 말

책을 혼자만의 힘으로 쓸 수는 없습니다. 이 진실을 깨닫고 나는 겸손해졌습니다. 이 책이 나올 수 있게 도움을 주신 모든 분에게 깊은 사랑과 감사를 전합니다. 여러분의 목소리는 이 책과 내 가슴속에 담겨 있습니다.

요가의 전통을 전해 준 현자들과 스승들에게 깊이 감사합니다. 그분들이 요가 전통의 풍요로움을 사심 없이 나누어 준 덕분에 우리 서구인들은 알아차림과 균형, 기회에 관한 새로운 감각을 얻었습니다. 우리가 이 선물을 받을 자격이 되어 그 지혜를 인류와 지구에 더 널리 사용할 수 있기를 기도합니다.

사랑과 가르침으로 나를 일깨워 준 요기라즈 아찰라에게 깊은 감사의 말을 전합니다.

책에 넣을 산스크리트 어 문양을 그려 준 미국 산스크리트 어 협회의 비야스 휴스턴에게도 깊은 감사를 드립니다. 그가 그린 글자는 흠잡을 데 없었고, 산스크리트 어에 대한 그의 사랑은 감동적이다 못해 이 글자를 배우고 싶게 만듭니다. 이 협회의 홈

페이지(www.americansanskrit.com)를 방문하면 관련 정보를 얻을 수 있습니다.

각 장의 첫머리에 들어갈 아름다운 시(하이쿠)를 써서 통찰력과 창의성을 보여 준 캐서린 라슨에게 감사합니다. 덕분에 책이 더 풍요로워졌습니다.

이 책의 지침들을 몸소 실천하는 친구이자 동업자인 앤 맥스웰에게 깊은 감사를 전합니다. 이 책은 대부분 내가 썼지만, 지난 몇 년간 동업자로서 앤과 함께 일한 경험에서 나온 것이므로 우리 두 사람의 생각과 경험이 담겨 있습니다. 이 책을 읽으며 당신은 그녀의 순수한 목소리를 듣고 삶에 대한 대담한 태도를 느낄 것입니다. 우리는 동반자로서 의식적으로 이 지침들을 실천하려고 노력했습니다. 덕분에 우리는 서로에게 지치지 않고 적절한 관계를 유지하고 있습니다.

편집에 관한 의견과 지칠 줄 모르는 조사로 이 책을 더 명료하고 유기적으로 만들어 준 질 포스피실에게 감사합니다. 내가 포기하지 않도록 끊임없이 지지하고 격려해 준 필 뉘른버거 박사에게 감사합니다. 필은 내 인생의 중요한 선생님이었습니다. 친절하게도 이 책을 읽고서 용기를 북돋아 주고 방향을 제시해 준 더글라스 덕스 목사님, 다르미 커닝햄 선생님, 론 존슨 선생님에게 감사합니다. 그분들의 선의와 사랑은 글을 쓰는 데 강력한 토대와 자극제가 되었습니다.

조용한 환경에서 책을 쓸 수 있도록 수페리어 호수 근처의 통나무집을 아낌없이 제공해 준 브룩스 앤더슨과 코럴 앤더슨에게 감사합니다. 또한, 자기의 집에서 집필할 수 있도록 공간을 내준 낸시 핸슨-벅스트롬, 존 벅스트롬, 캐서린 라슨, 로런 라슨, 론 존슨에게도 감사합니다.

명료함과 아이디어, 책에 대한 사랑으로 격려하고 영감을 준 출판인 사라 듀크와 데이비드 디베리에게 감사합니다. 그들 덕에 집필과 출간 과정이 재미있고 창조적인 모험이 되었습니다. 위험을 감수해 주어 감사합니다.

문을 걸어 잠그고 집필에만 몰두할 수 있게 해 준 미셸 스캘리 도일리와 데비 뉘른버거에게 감사합니다.

미네소타 덜루스의 요가 노스 스튜디오에서 수련하고 배우는 놀라운 사람들에게 감사합니다. 그들의 강한 헌신과 노력에 깊은 감동을 받습니다.

이 지침을 실천할 수 있는 환경을 제공하고, 잘했든 못했든 나를 사랑하는 가족과 친구들에게 감사와 사랑을 보냅니다.

마지막으로, 지칠 줄 모르고 마음의 양식과 사랑과 지원을 제공하는 남편 더그 폴슨 목사에게 말로는 표현할 수 없는 깊은 사랑과 감사를 보냅니다. 그는 끊임없이 내 생각을 자극하고, 이타

적인 삶의 모범을 보이며, 나의 탐구를 격려하고, 단조로운 일상
에 유머를 선사하며, 하루하루를 멋진 모험으로 만들어 줍니다.

데보라 아델은 종교와 신학 석사다. ERYT 500 공인 요가 지도자로서 하타 요가, 쿤달리니 요가, 요가 치료, 명상 관련 자격증이 있으며, 게슈탈트 치료사이자 소마틱스 교육자다. 요가 철학에 관한 깊은 지식과 경영 지식을 접목해 요가 노스(Yoga North)라는 요가 센터를 세워 14년간 성공적으로 운영하고 있다. 현재 저술과 강의, 컨설팅을 하면서 개인 수련에도 힘쓴다.

콜로라도 주 볼더 시에 있는 기업에서 3년간 컨설턴트로 일했으며, 이때 신체와 호흡의 개념을 조직 발전에 적용하여 다양한 사업 분야의 리더십과 경영관리를 개선했다. 〈덜루스 뉴스 트리뷴(Duluth News Tribune)〉에 정기적으로 건강 칼럼을 기고했으며, 〈이완의 기술(The Art of Relaxation)〉과 〈명상 실습(The practice of Meditation)〉이라는 CD를 발간했다. 또한 개인과 사회의 명료함, 생산성, 바른 삶이라는 기치 아래 아델 & 어소시에이트 사를 운영 중이다. 그녀는 열정적이고 혁신적인 사상가로, 사람들이 균형 잡히고 명료하며 건강한 삶을 살도록 지식과 훈련을 제공하며 지원한다.

데보라는 배우고 탐구하기 위해 인도를 여러 차례 여행했다. 그녀는 도전하고 변화할 수 있는 환경으로 자신을 몰아넣고, 자신에게 진실을 말하며, 매일 기도나 명상, 묵상을 하는 형태로 "인간답다는 것은 무슨 의미일까?"라는 질문을 계속 던지는 것이 중요하다고 느낀다.

현재 덜루스에서 루터교 목사인 남편과 함께 살며 영적인 대화를 활발히 주고받는다. 두 명의 아들과 손주들이 그녀의 삶에 풍요로움을 더한다.

● 데보라 아델 홈페이지 deborahadele.com

당신이 삶의 더 능숙한 참여자가 되는 축복을 누리기를…….

매일 새로운 가능성과 전에 몰랐던 기쁨으로 놀라워하기를…….

추천사

"야마와 니야마는 도덕률을 넘어 건강한 삶을 위한 지침이다. 데 보라 아델은 우리에게 익숙한 현대의 이야기들을 곁들여 이 고대의 지혜를 알기 쉽게 설명한다. 이 세계가 지속되려면 이러한 행동이 필요하다."

_에노디어 주디스 박사, 《Eastern Body, Western Mind》와 《Wheels of Life》의 저자

"《야마 니야마》는 대단한 책이다. 나는 오랫동안 이런 책을 찾고 있었다. 데보라는 신선한 방식으로 정직하게 이야기하고, 설득력 있는 글로 영감을 불어넣으며, 실제 삶에 적용할 수 있는 방법을 제안한다. 이해하기 쉽다. 당신은 이 책에서 많은 것을 배우며, 자신을 탐구하는 즐거움을 느낄 것이다."

_수지 헤이틀리 올더스, 요가 지도자, Functional Synergy Yoga Therapy의 창시자, 《Anatomy and Asana》와 《The Art of Slowing》의 저자

"이 책 《야마 니야마》를 읽은 뒤, 다른 모든 책을 책장에 다시 꽂

고 이 가르침을 실천하고 싶어졌다. 데보라 아델이 요가의 윤리 지침에서 얻은 통찰들은 나의 기독교 신앙을 더 잘 이해하는 데 도움이 되었다. 나는 기도 모임의 모든 회원에게 이 책을 한 권씩 선물하고 있다."

_더글러스 덕스, 목사, 텍사스 주 애빌린 시

"다정하고 활기차고 지혜로운 《야마 니야마》는 전통을 넘어선 인식의 영역으로 우리를 안내한다. 그리고 우리의 문화적, 종교적 배경이 무엇이든 상관없이, 우리가 가장 높은 진동 수준에서 현실 세계와 관계하며 살아가는 길을 보여 준다. 야마와 니야마는 일상적인 스트레스의 굴레에서 우리를 해방시키며, 우리가 늘 갈망하는 '하나의 진실'과 하나 되게 하는 길이다. 이 책에서 많은 것을 배웠다."

_랜딘 루이스 박사, Fertile Soul의 창시자, 《The Infertility Cure》과 《The Way of The Fertile Soul》의 저자

"데보라가 쓴 이 책은 야마와 니야마라는 보석들을 훌륭한 설명으로 세상에 전한다. 나는 요가 지도자로서 우리 학생들이 평생 야마와 니야마와 사랑에 빠지게 해 줄 뭔가를 찾고 있었다. 이 책이 그 책이다!"

_다미 커닝햄, Turning Light Studio 원장, 메인 주 N. 야머스

"데보라 아델은 보석 같은 책을 썼다. 이 책에서 우리는 전통 요가의 실용적인 통찰뿐 아니라, 이 지침들의 실천에서 오는 깊은 지혜와 섬세함, 즐거움을 발견한다. 영적 지혜에 관심이 있는 사람이라면 꼭 읽어야 할 책이다."

_필 뉘른버거 박사, 《Warrior Sage》, 《Strong and Fearless》의 저자

옮긴이 **이문영**

이화여대 영문학과를 졸업한 후 한국 IBM에서 근무했다. 캐나다 밴쿠버 커뮤니티 칼리지(VCC)에서 국제영어교사 자격증(TESOL Diploma)을 취득한 후, 외국어 학원과 한국 무역 협회 등에서 영어 강사로 활동했으며 한국외국어대학교 실용영어과 겸임교수를 역임했다. 현재 건강서를 비롯한 다양한 장르의 전문 번역가로 활동하며 한겨레 교육문화센터에서 번역 강의를 하고 있다.
옮긴 책으로는 《알렉산더 테크닉, 내 몸의 사용법》《힐링 코드》《그레인 브레인》《지방을 태우는 몸》《독소를 비우는 몸》《케토 다이어트》《당뇨 코드》《어떤 몸으로 나이들 것인가》《생각을 걸러내면 행복만 남는다》 등이 있다.

야마 니야마

초판 1쇄 발행 2021년 11월 15일
    2쇄 발행 2023년 12월 12일

지은이 데보라 아델
옮긴이 이문영

펴낸이 김윤
펴낸곳 침묵의향기
출판등록 2000년 8월 30일, 제1-2836호
주소 10401 경기도 고양시 일산동구 무궁화로 8-28,
    삼성메르헨하우스 913호
전화 031) 905-9425
팩스 031) 629-5429
전자우편 chimmukbooks@naver.com
블로그 http://blog.naver.com/chimmukbooks

ISBN 978-89-89590-92-7 03510

*책값은 뒤표지에 있습니다.